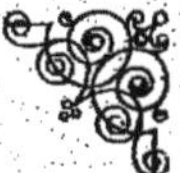

ÉCOLE SUPÉRIEURE DE PHARMACIE DE PARIS.

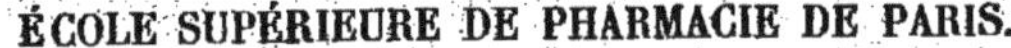

ÉTUDE

SUR

LES DAPHNÉS EMPLOYÉS EN PHARMACIE

THÈSE

PRÉSENTÉE ET SOUTENUE A L'ÉCOLE SUPÉRIEURE DE PHARMACIE DE PARIS

le samedi 29 juin 1867

pour obtenir le titre de pharmacien de première classe

PAR

MAURICE-JOSEPH-DÉSIRÉ GUELLIOT

Né à Grivy-Loisy (Ardennes)

Élève de l'École pratique de la Faculté de Médecine
Interne des hôpitaux et hospices civils de Paris
Lauréat de l'École de Pharmacie (mention honorable 1865)
Lauréat des hôpitaux (prix de l'Internat, médaille d'argent, 1866)
Membre de la Société chimique de Paris
Et de la Société d'émulation pour les sciences pharmaceutiques.

PARIS

E. THUNOT ET Ce, IMPRIMEURS DE L'ÉCOLE DE PHARMACIE

RUE RACINE, 26, PRÈS DE L'ODÉON

1867

ÉCOLE SUPÉRIEURE DE PHARMACIE DE PARIS.

ÉTUDE

SUR

LES DAPHNÉS EMPLOYÉS EN PHARMACIE

THÈSE

PRÉSENTÉE ET SOUTENUE A L'ÉCOLE SUPÉRIEURE DE PHARMACIE DE PARIS

le samedi 29 juin 1867

pour obtenir le titre de pharmacien de première classe

PAR

MAURICE-JOSEPH-DÉSIRÉ GUELLIOT

Né à Grivy-Loisy (Ardennes)

Élève de l'École pratique de la Faculté de Médecine
Interne des hôpitaux et hospices civils de Paris
Lauréat de l'École de Pharmacie (mention honorable 1865)
Lauréat des hôpitaux (prix de l'Internat, médaille d'argent, 1866)
Membre de la Société chimique de Paris
Et de la Société d'émulation pour les sciences pharmaceutiques.

PARIS

E. THUNOT ET Cᵉ, IMPRIMEURS DE L'ÉCOLE DE PHARMACIE

RUE RACINE, 26, PRÈS DE L'ODÉON

1867

ÉCOLE SUPÉRIEURE DE PHARMACIE.

ADMINISTRATEURS.

MM. Bussy, Directeur.
Buignet, Professeur titulaire.
A. Milne Edwards, Professeur titulaire.

PROFESSEURS HONORAIRES.

MM. Caventou.
Guibourt.

PROFESSEURS.

MM. Bussy.	Chimie inorganique
Berthelot.	Chimie organique.
Lecanu.	Pharmacie.
Chevallier.	Pharmacie.
Chatin.	Botanique.
A. Milne Edwards. .	Zoologie.
Gaultier de Claubry.	Toxicologie.
Buignet.	Physique.
Planchon	Histoire naturelle des médicaments.

PROFESSEURS DÉLÉGUÉS DE LA FACULTÉ DE MÉDECINE.

MM. Baillon.
Regnauld.

AGRÉGÉS.

MM. Lutz.
L. Soubeiran.
Riche.
Bouis.

MM. Grassi.
Baudrimont.
Ducom.

Nota. *L'École ne prend sous sa responsabilité aucune des opinions émises par les candidats.*

A LA MÉMOIRE DE MA BONNE MÈRE ET D'UNE SOEUR BIEN-AIMÉE

Qu'elles accueillent dans la tombe ce souvenir et ces regrets.

A MON EXCELLENT PÈRE

A TOUTE MA FAMILLE

Faible gage de ma vive affection.

A M. BERTHELOT

Professeur au Collége de France et à l'École supérieure de Pharmacie,
Membre de l'Académie impériale de Médecine.

Respectueux hommage de son élève reconnaissant.

A MES CHEFS DE SERVICE DANS LES HOPITAUX

M. LE DOCTEUR JACCOUD

Professeur agrégé à la Faculté de Médecine, Médecin de l'hôpital Saint-Antoine.

M. LE DOCTEUR JULES SIMON

Médecin du Bureau Central.

M. LE DOCTEUR LUYS

Médecin de l'hôpital de Lourcine.

A M. LE DOCTEUR GUELLIOT

Président de la Société de Médecine, à Vouziers.

Témoignage d'affection sincère.

A M. LE DOCTEUR MORIN

Pharmacien en chef de l'Hôpital de Lourcine,
Préparateur à la Faculté de Médecine.

Remerciments sincères pour la bienveillance qu'il m'a toujours témoignée

A MES BONS AMIS ET CONDISCIPLES

MM. HENRI JOLICŒUR, AL. BONNART ET ANT. BADOUAILLE

A MES COLLEGUES DE L'HOPITAL LOURCINE (internat 1865, 66 et 67)

A TOUS MES AMIS

INTRODUCTION.

Le sujet de ce travail est l'étude de quelques Daphnés aux différents points de vue qui peuvent intéresser la pharmacie : j'ai tâché d'y rassembler la plus grande partie des faits qui composent leur histoire. La partie chimique en étant sans contredit la plus importante, j'aurais voulu lui donner tout le développement qu'elle comportait. Des circonstances particulières ne m'ont pas permis de finir les recherches que j'avais commencées, et m'ont obligé, de plus, à écrire ces pages dans un espace de temps bien insuffisant. J'ose demander pour elles l'indulgence de mes maîtres, et si quelques erreurs glissent de ma plume inexpérimentée, je ne crois pas trop préjuger de leur bienveillance accoutumée, en espérant qu'ils voudront bien les excuser : j'aurais voulu leur offrir un travail plus digne de leurs savantes leçons.

La marche à suivre dans cette étude m'était indiquée par la nature même du sujet : aussi je l'ai divisée en trois parties, dans chacune desquelles j'ai groupé tous les faits qui se rapportent à l'histoire botanique, chimique ou pharmaceutique des Daphnés usités en médecine, et sous ce nom je comprends non-seulement le D. Gnidium usité en France, mais encore le D. Mezereum et le D. Laureola qui sont usités en Allemagne et en Angleterre.

PREMIÈRE PARTIE.

BOTANIQUE.

Cette première partie de mon travail est consacrée à donner un aperçu de l'histoire botanique des Daphnés Gnidium, Mezereum et Laureola. Avant de donner les caractères spécifiques de chacune de ces trois espèces, j'ai cru nécessaire de faire leur historique en peu de mots, et aussi de donner quelques généralités sur le genre Daphné.

§ 1. — Historique.

Je n'ai pas la prétention de vouloir tracer ici l'historique complet des trois plantes qui doivent faire le sujet de cette étude : si l'on voulait s'en tenir : aux seuls écrits des anciens auteurs, tels que Dioscoride, Pline et Théophraste, quelques mots suffiraient certainement pour le résumer ; mais il n'en est plus ainsi, si l'on parcourt les longues dissertations de leurs commentateurs des XVIe et XVIIe siècles. A cette époque, la science commençait à se constituer, et les botanistes devaient, à l'aide de caractères quelquefois bien vagues, retrouver les plantes décrites par les anciens naturalistes. De là une grande diversité d'opinions : dans Jean Bauhin, par exemple, je n'ai pas trouvé moins de douze grandes pages in-folio consacrées aux trois plantes qui m'occupent, et ces douze pages sont destinées à rapporter les opinions diverses de ses devanciers ou de ses contemporains. Je vais seulement indiquer, en quelques lignes, les traits saillants de l'histoire de chacune de ces plantes, me réservant de donner plus loin la synonymie de leurs noms.

Le Daphné Gnidium, plante du littoral méditerranéen, était bien connu des anciens ; c'est lui que Dioscoride désigne sous le nom de *Thumelaia*, et Pline sous celui de *Thymelæa*, qui aurait dû être conservé dans nos classifications actuelles. Tous les auteurs cependant ne s'accordent pas sur ce point, et cela à cause de la figure que Mathiole a jointe à la description de Dioscoride, figure qui paraît être plutôt celle du D. Thymelæa : d'autres rapportent le Chamelæa de Dioscoride au D. Gnidium, et le Thymelæa au D. Cneorum, ce qui me paraît peu probable, le D. Cneorum est en effet une plante des montagnes du centre et du nord de l'Europe, qui devait être à peu près inconnue aux anciens. D'ailleurs du temps de Dioscoride, une grande confusion paraît avoir existé sur ce sujet, puisqu'il dit dès le commencement de la description qu'il donne du Thymelæa (1) : « Le Thymelæa est appelé par les uns Chamelæa, par les autres Pyros agnen, ou bien Cestron, ou bien Cneoron. » La description très-courte et incomplète qu'il donne du Chamelæa n'a pas peu contribué à exercer ses commentateurs du XVIe siècle, surtout après que cette confusion de mots eut encore été augmentée dans Pline et Théophraste (2). « Chamelæam et Thymelæam, dit Jean Ray en 1685, eodem capite comprehendo, quia et flore, et fructu, et facultate conveniunt. » Et cependant quelques années auparavant (1650), Jean Bauhin avait bien montré que le thymelæa de Dioscoride était son Thymelæa monspeliaca : à ce sujet il disait des auteurs de son temps (3). « Recentiores, ut pleraque omnia, Chamelæam cum Thymelæa et utramque cum Daphnoïde turpiter confundunt. » Quoi qu'il en soit, le Thymelæa paraît être, d'après la plupart des auteurs, notre D. Gnidium et les quelques mots, que Dioscoride dit du Chamelæa, ne peuvent s'y appliquer : peut-être conviennent-ils à quelque Euphorbe ou même à quelque Clématite.

Le D. Mezereum, en raison même de sa position géographique, ne paraît pas avoir été connu des anciens, quoique d'après Plée, le mot Mezereum soit d'origine arabe (Madzaryum). Ce mot Mezereum, qui a été donné par Linné comme caractéristique de cette espèce, a été aussi appliqué au D. Gnidium par les botanistes des XVIe et XVIIe siècles, qui faisaient synonymes tous ces mots : Garoupe, Garoutte, Garou, Mecereon, Almezereon. Dans l'histoire universelle des plantes imprimée à Lyon en 1597, il est pour la première fois fait clairement mention du D. Meze-

(1) DIOSCORIDE, pharm. simpl. reique medicæ, Ruellio interprete, 1529, cap. CLXXXIII, p. 278.
(2) J. RAII, Hist. plant., 1685, t. II, p. 1587.
(3) J. BAUHINI, Hist. plant., 1650, t. I, p. 563.

reum, qu'on y désigne par le nom allemand qu'il porte encore aujourd'hui (1). « Cette plante, y est-il dit, est appelée Zeidelfast par les Allemands, et Bois-Gentil par les Séquanais, » et l'on ajoute : « Les botanistes érudits croient que c'est le Chamædaphne de Dioscoride. » Mais ce Chamædaphne, tel qu'il est décrit, ne paraît avoir aucun rapport avec le D. Mezereum, et d'ailleurs d'après J. Bauhin, le Chamædaphne de Discoride serait une Clématite, tandis que le Chamædaphne de Pline serait la pervenche. Quelques auteurs ont aussi voulu retrouver dans ce D. Mezereum le Chamelæa de Dioscoride ; mais, comme je l'ai dit plus haut, la description incomplète qui en est donnée, permet d'en faire une interprétation aussi élastique que l'on veut bien.

L'histoire du D. Laureola n'est pas aussi facile à établir que celle des D. Gnidium et Mezereum : cette plante a successivement porté chez les commentateurs ou les traducteurs de Pline et de Dioscoride, tous les noms que ces derniers donnaient à tous les végétaux qui avaient plus ou moins de ressemblance avec le laurier ; elle est par eux tour à tour appelée Laurus sylvestris, Daphne, Chamædaphne, Chamelæa, Daphnoïdes. Si l'on examine et si l'on compare la description qu'ils donnent des plantes portant ces divers noms, on arrive à conclure avec Ruellius le commentateur de Dioscoride, et avec l'auteur de l'histoire universelle des plantes imprimée à Lyon, que la lauréole est bien le Daphnoïdes de Dioscoride et de Pline, tous ces autres noms devant s'appliquer à des espèces voisines du laurier et même à des espèces qui en sont très-différentes. La lauréole était désignée chez les auteurs des XVIe et XVIIe siècles, sous le nom de lauréole mâle, parce que ses feuilles persistantes et toujours vertes leur paraissaient représenter quelque chose de viril, tandis qu'ils donnaient le nom de lauréole femelle au D. Mezereum, qui, lui, a ses feuilles caduques.

§ II. — Généralités sur le genre Daphné.

Le genre Daphné créé par Linné et par lui rangé dans son Octandrie Monogynie, devint pour Adanson le type de l'un des cinquante-huit groupes naturels, qu'il créa, les Thymelæa. Dans la classification de de Jussieu, cette famille des Thymélées fut admise et comprise dans la sixième classe, la Peristaminie ou

(1) Hist. generalis plant., t. 1, p. 210.

Dicotylédones apétales à étamines périgynes; dans la classification de de Candolle, elle est comprise dans la quatrième classe, les Exogènes monochlamydées. La méthode de M. Adolphe Brongniart, suivie par M. Duchartre dans ses éléments de botanique, place le groupe des Thyméléacées dans la vingt-quatrième classe (les Daphnoïdés), qu'elle concourt à former avec la grande famille des Lauracées et deux autres petites familles, les Hernandiacées, et les Gyrocarpées. Dans le classement du jardin botanique de l'École de médecine, M. Baillon place les thymélées près des Nyctaginées, les considérant comme des Nyctaginées à ovule suspendu.

Je crois nécessaire d'indiquer maintenant quelle est la place occupée par le genre Daphné dans cette famille des Thymélées ou plutôt des Thyméléacées. M. Meisner, dans le Prodromus de de Candolle, la divise en deux sous-ordres, les Thymélées et les Aquilarinées, suivant que l'ovaire, étant à une ou plusieurs loges, contient un seul ou plusieurs ovules. De l'existence ou de la non-existence d'écailles ou de glandes à la gorge du tube calicinal, dérive pour chacun de ces deux sous-ordres, une nouvelle subdivision en tribus : le sous-ordre des Thymélées forme ainsi deux tribus: les daphnées, sans écailles ni glandes, et les Gnidiées, avec des écailles ou des glandes. Chacune de ces tribus est de nouveau divisée en sous-tribus suivant que le nombre des étamines, est double, égal, ou inférieur aux divisions du calice. En résumé le genre daphné, ayant un ovaire monoloculaire, monoovulé, n'ayant pas d'écailles ni de glandes à la gorge du tube calicinal, ayant ses étamines en nombre double des divisions du calice, fait partie du sous-ordre des Thymélées, et de la sous-tribu des daphnées diplostémones.

Je rapporte les caractères du genre daphné d'après M. Meisner (1). « Frutices « vel rarius arbusculæ, cortice caustico, libro fibroso tenacissimo textili, foliis « sparsis vel raro oppositis, coriaceis sempervirentibus, vel rarius herbaceis de- « ciduis; florum fasciculis capitulisve 2-∞-floris terminalibus, vel rarius latera- « libus sessilibus pedunculatisve interdum involucratis rarissime paniculatis vel « floribus axillaribus racemosis, calice albo vel roseo, vel luteo, vel virescente, « sæpe odoratissimo. Flores hermaphroditi, 4-meri. Calyx coloratus (rarius viri- « dis), tubulosus vel infundibuliformis, totus deciduus, vel rarius persistens, tubo « continuo, limbo regulari 4-partito patente, fauce esquamata. Discus hypogynus

(1) De Candolle, Prodromus syst. natur., t. XIV, p. 530.

« obsoletus vel minutus annularis interdum brevissime urceolaris vel dimidiatus. « Antheræ 8 duplici serie fauci insertæ, subsessiles, oblongæ, subinclusæ. Stylus « terminalis brevissimus vel nullus, stigmate capitato. Bacca carnosa vel coriacea « nuda, vel subsicca calyce diu inclusa. Semen nucamentaceum, testâ crustaceâ. « Albumen nullum vel parcum. Embryo carnosus, Cotyledonibus plano-convexis. »

Le genre daphné, qui comptait trente espèces dans le Species plantarum de Linné, en compte trente-sept dans le Prodromus. D'après des caractères tirés de la nature et de la durée des feuilles, de la nature des baies, ces trente-sept espèces ont été rangées en cinq sections, dont trois portent les noms de mezereum, gnidium et laureola ; d'ailleurs, ces différences avaient paru assez importantes à M. C. Meyer pour qu'il proposât de dédoubler en deux le genre daphné.

L'organogénie de la flenr des thymélées a été faite par Payer (1), d'après ses observations sur la fleur des pimelea, genre très-voisin des daphnés. « Leur calice se compose de quatre sépales en croix sur la gorge du tube calicinal : l'un est antérieur, un autre est postérieur, et deux sont latéraux ; le sépale antérieur et le sépale postérieur apparaissent avant les deux sépales latéraux. On n'observe jamais à la gorge du tube calicinal ces appendices que quelques botanistes ont considérés comme des pétales, mais qui doivent être regardés comme des glandes pétaloïdes ; ils apparaissent, en effet, longtemps après les étamines et le pistil. Les étamines sont au nombre de huit : quatre sont alternes avec les sépales et apparaissent avant les quatre autres, qui sont superposées à ces sépales. Lorsque les étamines sont nées, on voit poindre sur le sommet du réceptacle un bourrelet semi-circulaire qui est l'origine du pistil. Ce bourrelet, qui est plus élevé dans son milieu que vers ses extrémités, a l'apparence d'une jeune feuille et est superposé à la bractée mère ; il grandit rapidement : ses deux bords deviennent connés, et il en résulte bientôt un sac qui se renfle en ovaire à sa partie inférieure et s'effile en style à sa partie supérieure. Pendant que le bourrelet, rudiment de ce que l'on appelle feuille carpellaire, accomplit les diverses phases de son développement, la partie du réceptacle sur laquelle il est né se modifie beaucoup : horizontale dans l'origine, elle devient de plus en plus inclinée, en sorte que, à un certain âge, les parois de l'ovaire sont formées d'un côté par la feuille carpellaire, de l'autre par cette partie du réceptacle sur laquelle on voit naître un ovule anatrope qui se

(1) Payer, Organogénie comp. de la fleur, p. 481.

revêt de ses deux enveloppes et qui, lors de l'anthèse, se trouve suspendu, son micropyle étant supérieur et extérieur. »

§ III. — Caractères botaniques.

Daphne mezereum (Linn.).

Synonymie. — Laureola femina et daphnoïdes crocea. (*Histor. Lugd.*)

Laureola folio deciduo, sive mezereum germanicum. (Joh. Bauh. hist. 3, p. 566.)

Laureola folio deciduo, flore purpureo, officinis laureola femina (C. Bauh., p. 462.)

Chamelæa germanica sive mezereum vulgare. (Dodonii pempt., p. 364.)

Chamædaphne, sive pusilla laurus, (Adversar. Lob. Icon. 367.)

Chamelæa germanica sive mezereum Gerard. (J. Raii hist. 1587.)

Thymelæa lauri folio deciduo, sive laureola femina. (Inst. R. Herb. 595.)

Piper montanum. (Gesneri.)

Mezereum officinarum. (Meyer.)

Vulgairement : Bois-Gentil, mezereom, morillon; (Allem.) seildelbast, kellerhals.

Caractères botaniques. — Sous-arbrisseau de 0,50 à 1^{m},20 de hauteur, à tige très-ramifiée s'élevant perpendiculairement. L'épiderme en est d'un brun grisâtre obscur, couvert de distance en distance de ponctuations noirâtres; il recouvre une couche corticale verte très-fibreuse; les rameaux anciens ont leur épiderme de la même couleur que le tronc, tandis que les rameaux de l'année sont d'un gris plus brillant. Les couches ligneuses offrent une coloration jaune très-pâle. — Racine horizontale, très-ramifiée et comme disposée en éventail. — Bourgeons épars sur les rameaux de l'année, les bourgeons à fleurs s'ouvrent toujours avant les bourgeons à feuilles : les écailles des premiers se terminent en pointe plus mousse que celles des seconds. — Feuilles alternes, lancéolées ou oblongues aiguës, atténuées en pétiole court, entières, minces, un peu glauques en dessous, glabres ou ciliées sur les bords dans la jeunesse, caduques et ne se développant qu'après les fleurs. — Fleurs odorantes, sessiles, rapprochées en fascicules par deux ou trois, plus généralement quatre, le long des rameaux au-dessous du bouquet terminal des jeunes feuilles. Calice gamosépale, infundibuliforme; le tube est à l'extérieur d'un rouge clair éclatant, passant plus tard au rouge pourpre, et à l'intérieur il est jaunâtre et très-pubescent; la partie évasée est partagée en quatre divisions à bords entiers. — Huit étamines sur deux rangs, insérées sur le tube du calice; les quatre supérieures sont insérées auprès de la gorge du tube et alternent avec les divisions de celui-ci, les quatre étamines inférieures sont situées plus profondément et sont alternes avec les premières. Les filets des étamines sont plus courts que les anthères; celles-ci sont allongées, immobiles sur le filet ou adnées, biloculaires et colorées en jaune éclatant; leur déhiscence s'opère par deux fentes longitudinales. — Pistil simple, ovaire supère, uniloculaire, renfermant un seul ovule renversé anatrope; style très-court; stigmate en tête, plan déprimé. — Le fruit est une baie ovoïde, terminée par une pointe courte formée par le style qui a persisté; à maturité, il est d'un rouge vif, et la partie charnue est très-succulente. Graine de forme ovoïde, à épisperme crustacé, très-fragile, d'un brun noirâtre à extérieur très-brillant; il est recouvert par une pellicule très-mince d'un jaune brunâtre, se séparant facilement; sur l'un des côtés on voit le raphé aller d'une extrémité à l'autre de la graine sous la forme d'un cordon brunâtre. — Pas d'albumen. — L'embryon a ses cotylédons très-charnus, souvent très-inégaux; la radicule est rapprochée du micropyle, elle est conique et très-apparente; la tigelle apparaît comme un petit cône entre les cotylédons et sur la radicule. Quelquefois on trouve une variété de cette espèce ayant les fleurs blanches et les baies d'un rouge très-pâle.

Le D. Mezereum est une plante des pays froids, commune surtout dans le centre de l'Allemagne; on le retrouve en Danemark, en Suède, en Sibérie, et aussi en France, en Angleterre, et dans l'Europe méridionale. D'après M. de Candolle (1), cet arbuste aurait été apporté dans ces derniers pays à une époque très-éloignée, et s'y serait naturalisé. Le Mezereum croît dans les bois montueux, dans les forêts pas trop humides, sur les collines ombragées.

A cause de l'odeur de ses fleurs et de l'époque avancée de sa floraison, il est cultivé dans les jardins comme plante d'ornement : cette culture se fait par bouture : « Rien ne paraît joli comme cet arbrisseau, dit Plée (2), humble habi-

(1) Alph. de Candolle, Géographie botanique raisonnée, t. II, p. 684.

(2) Plée, Types des plantes croissant en France : famille des Thymélées.

« tant des bois d'une grande partie de la France, lorsque vers la fin de février,
« il se décore de nombreuses fleurs d'un rose foncé, frileusement pressées contre
« ses tiges encore privées de feuilles, et qui répandent en s'épanouissant une odeur
« délicieuse analogue à celle de la jacinthe. Messager du printemps il est fêté de
« tous, et les jardins disputent aux forêts la possession de ce Daphné que l'imagi-
« nation vient embellir encore. »

Daphne Gnidium. (Linn :)

Synonymie. — Thymelæa (apud Dioscorid, et Plin.)
Thymelæa monspeliaca. (Joh. Bauh. hist. 1,591).
Thymelæa foliis Lini (C. Bauh., p. 463).
Thymelæa (Clus. Hist. plant. 1.87), et (Dod. pempt. 363).
Thymelæa Granis gnidii (adver. Lob. Icon. 363).
Thymelæa (J. Raii. Hist. 1588.)
Thymelæa foliis Lini (inst. R. Herb. 594).
Thymelæa vera (Gesn. Hist).
Thymelæa foliis parvis (apud nonnull.).
Vulgairement : Garou. Sain-Bois. Coquenaudier. Trintanell; en allemand Rispenblüthiger, Seidelbast.

Caractères botaniques. — Sous-arbrisseau de 0,60 à 1,50 de haut, ligneux à rameaux nombreux, dressés et feuillés. L'épiderme de l'écorce est d'un brun tournant au gris. — Feuilles très-nombreuses, recouvrant les rameaux dans toute leur longueur; elles sont dressées, imbriquées, lancéolées-linéaires, acuminées-hispidées, elles mesurent trois ou quatre centimètres de long sur trois à quatre millim. de large, elles sont très-glabres, d'un vert tendre, noircissant par la dessiccation, un peu coriaces, et cassantes, alternes, sessiles, sans stipules. — Les fleurs sont petites, d'un blanc rougeâtre, dispersées au sommet des rameaux et dans les aisselles des feuilles supérieures, en petites grappes serrées, qui forment dans leur ensemble un corymbe terminal. — Calice pétaloïde campanulo-infundibuliforme : le tube est presque cylindrique et a de 3 à 4 lignes de long; le limbe est à quatre divisions, aplati avec les extrémités ovales terminées en pointe; il est un peu plus court que le tube. — Huit étamines à filets plus courts que les anthères, insérées sur deux rang et incluses sur le tube du calice: les quatre supérieures sont situées près de la gorge du calice et alternent avec ses divisions; les quatre inférieures, alternes avec les premières, sont insérées plus bas; les anthères sont allongées droites et biloculaires. — Pistil à ovaire supère, uniloculaire, renfermant un seul ovule; style très-court, avec stigmate en tête, plan déprimé. — Le fruit est une baie sensiblement ronde, rouge, de la grosseur d'un pois; elle offre d'ailleurs les mêmes caractères que celle du Mezereum.

Le garou est très-commun dans le midi de la France, en Italie, en Espagne, en Grèce, en Algérie : on peut dire que c'est une plante du littoral méditerranéen; on le trouve cependant aux îles Canaries, il se retrouve aussi dans l'Aunis, à la Rochelle, Noirmoutier. Cette plante aime les lieux montagneux, secs et arides; elle croît très-bien sur les sables et sur les rochers du bord de la côte.

Daphne Laureola. (Linn.)

Synonymie. — Daphnoïdes (apud Dioscorid.).

Laurus sylvestris, seu Pelasgus, seu eupetalos, seu Stephanos (apud Plinium).

Chamædaphne (apud Mathiol).

Daphnoïdes (Hist. Lugd. I, p. 120).

Laureola sempervirens, flore luteolo. (Joh. Bauh. I, p. 564).

Laureola sempervirens, flore viridi, quibusdam Laureola mas (C. Bauh. 462).

Laureola Gerard. Parkins (J. Raii. Hist. p. 158).

Laureola officinarum. (Dodon pempt. 36).

Thymelæa Laureola (Scop. Carniol. édit. 2, n° 463).

Laureola (advers. Lob. 156).

Thymelæa Lauri folio, sempervirens, seu Laureola mas (Inst. R. Herb. 575).

Vulgairement Lauréole. Allem : Lorbeerdaphne, Lorbeerstande; angl. Spruge Laurel.

Caractères botaniques. — Sous-arbrisseau de 0,30 à 0,60 cent., à tige droite, rameuse au sommet. L'épiderme est lisse, d'un gris noirâtre, un peu strié; les rameaux sont distants les uns des autres et portent un épiderme vert brunâtre. — Feuilles alternes, rapprochées en rosette au sommet des rameaux, lancéolées ou oblongues-aiguës, atténuées à la base, entières glabres, luisantes, d'un vert foncé, coriaces persistantes : les plus grandes feuilles sont celles qui occupent le milieu du rameau ; les feuilles terminales deviennent de plus en plus petites. — Les fleurs sont odorantes, blanchâtres, pédicellées, en grapes terminales formant un panicule au sommet du rameau ; pédoncules et pédicelles sont blancs tomenteux; le panicule peut se composer de quatre à sept fleurs, et il est disposé de telle sorte qu'il paraît plus court que la rosette de feuilles au milieu de laquelle il s'épanouit. — Calice pétaloïde, infundibuliforme, d'un jaune blanchâtre, accompagné de deux bractées qui, elles, sont d'un vert jaunâtre; tube cylindrique beaucoup plus long que le limbe : celui-ci est à quatre divisions, aplati, avec les extrémités ovales et terminées en pointes. — La baie est ovoïde, noirâtre à la maturité et plus grosse que dans les deux espèces précédentes, dont la Lauréole partage du reste les autres caractères.

Cet arbrisseau croît dans toute l'Europe, depuis l'Écosse et la mer Baltique jusque dans l'Espagne; on le trouve facilement aux environs de Paris, dans le parc de Dampierre, par exemple. Il fleurit en mars et avril, et sa baie mûrit en juin.

DEUXIÈME PARTIE.

CHIMIE.

Dans cette seconde partie je fais tout d'abord une analyse des différents mémoires qui ont été publiés sur l'histoire chimique des Daphnés ; je donne ensuite les principes constituants de leurs écorces, et de ces principes, je n'étudie que les trois importants, c'est-à-dire le principe âcre, la résine et la daphnine; je termine en donnant la composition des baies de ces arbrisseaux.

§ I. HISTORIQUE.

Presque dès les premières années qui suivirent la fondation de l'Académie des sciences de Paris, au XVIIe siècle, on avait tracé le plan d'une méthode générale d'analyse applicable aux végétaux : il s'agissait d'en reconnaître les principes constituants par la distillation à la cornue. On partagea le travail, et pendant plus de trente ans on soumit tour à tour toutes les plantes alors connues à l'action du feu, déterminant pour chacune d'elles la quantité de phlegme, d'esprit volatil, de sel volatil, d'huile, enfin de *caput mortuum*.

Je rapporte ici l'analyse du Daphne Laureola, telle que je l'ai trouvée dans Geoffroy, et telle qu'elle a été faite par Bourdelin, qui eut la principale part dans les analyses qui furent alors effectuées.

« Dans l'analyse chimique de 5 livres de feuilles fraîches de Lauréole (1), distillées à la cornue, il est sorti :

11 onces 2 gros 12 grains de liqueur limpide qui avait l'odeur et la saveur d'herbe verte, obscurément acide ;

(1) GEOFFROY, Tractatus de mat. medic., t. III, p. 693.

3 livres 6 gros 14 grains de liqueur d'abord limpide, manifestement acide et de plus en plus roussâtre ; sur la fin fort acide et âcre ;

1 once 5 gros 11 grains de liqueur empyreumatique, très-acide et obscurément salée ;

2 onces 4 gros 14 grains de liqueur rousse, imprégnée d'une grande quantité de sel volatil urineux ;

2 onces 7 gros 14 grains d'huile épaisse de la consistance d'extrait. La masse noire qui restait dans la cornue pesait 7 onces 7 gros 9 grains, laquelle, étant bien calcinée, a laissé 2 onces 2 gros 14 grains de cendres blanchâtres, dont on a tiré par la lixiviation 3 gros 2 grains de sel fixe purement alcalin. La perte dans la distillation a été de 4 onces 2 gros 9 grains, et dans la calcination de 5 onces 4 gros 27 grains. »

Quelques années plus tard (1), le continuateur de Geoffroy dit que le garou lui a donné par l'analyse chimique beaucoup de sel âcre et caustique enveloppé d'un peu de phlegme. On admettait déjà alors que la distillation des plantes à la cornue ne pouvait éclairer sur la nature des principes actifs qu'elles renferment, et la méthode donnée par l'Académie des sciences était par cela même condamnée.

Cinquante ans plus tard, après les travaux de Boulduc (*Essai sur l'analyse des plantes*, 1734) et de Rouelle sur l'emploi en analyse soit des moyens physiques et mécaniques, soit des divers dissolvants alors connus, après les travaux de Fourcroy établissant la notion du principe immédiat, une nouvelle méthode s'était créée qui est encore la base des méthodes actuellement employées. Les chimistes français passèrent successivement en revue une grande partie des plantes employées en médecine : le garou, en raison de l'importance qu'il avait en thérapeutique, devint en France l'objet de plusieurs travaux dont je vais tâcher de faire succinctement l'exposé en les analysant par ordre de date.

Vauquelin (2) est le premier qui se soit occupé de cette question : le mémoire très-important qu'il publia en 1808 a pour objet « d'isoler le principe âcre et caustique du D. Alpina et d'en étudier les propriétés chimiques. » L'écorce était traitée par l'alcool : les teintures ainsi obtenues fournissaient par leur distillation, d'un côté un alcool privé de toute odeur et de toute âcreté, et d'un autre

(1) Suite à la matière médicale de Geoffroy, 1750, t. X, p. 182.

(2) VAUQUELIN, Expériences sur le Daphne alpina. *Bull. de pharm.*, t. IV, p. 329.

côté un liquide épais dans lequel nageait une résine verte : ce liquide était étendu d'eau et filtré. Examinant tout d'abord ce liquide aqueux, Vauquelin constate deux faits très-importants : l'existence d'un principe neutre cristallisable, qu'il peut isoler par l'acétate de plomb, et la perte que ce liquide peut faire par l'évaporation du principe âcre, qui y existait tout d'abord et que les traitements par l'acétate de plomb et l'hydrogène sulfuré n'avaient pas fait disparaître. — La résine, qui, selon Vauquelin, devait contenir la plus grande partie du principe âcre, donne, par sa distillation avec l'eau, un produit très-âcre, rétablissant la couleur du tournesol, ce qui indique, dit Vauquelin, qu'elle contient un alcali ou une substance qui agit de même. Cette liqueur précipitait en blanc l'acétate de plomb, et formait avec le sulfate de cuivre des flocons d'un blanc un peu verdâtre : « sont-ce, dit-il encore, quelques traces d'ammoniaque qui produisent ces effets, ou est-ce la matière âcre elle-même ? » La présence d'alcalis organiques dans les plantes n'étant pas alors connue, ou du moins admise en France, la résine, sur laquelle il expérimentait, conservant d'ailleurs encore beaucoup d'âcreté après ce traitement par l'eau, Vauquelin pensait que ce principe âcre était une sorte de résine ou d'huile peu soluble dans l'eau, et dont la volatilité n'était pas très-grande. Le savant chimiste termine son mémoire en résumant l'étude qu'il avait faite en même temps du D. Gnidium. « Nous avons été curieux de savoir si nous retrouverions les mêmes principes dans l'écorce du D. Gnidium, celui qui sert en médecine : le principe âcre y est abondant, et se présente sous forme résineuse, et la matière amère cristallisée est la seule que nous n'y avons point rencontrée, soit que cette espèce de daphné ne la contienne pas naturellement, soit que ce principe ait subi quelques changements par une végétation plus avancée ou par la dessiccation. »

En même temps que Vauquelin, Lartigues (1), pharmacien de Bordeaux, publiait un travail intitulé : *Examen chimique de l'écorce de Sainbois.* Dans ce travail, fait plutôt à un point de vue pharmaceutique, Lartigues examine l'action des divers dissolvants sur l'écorce de Garou, mettant tour à tour en usage l'eau, l'alcool, l'éther, le vinaigre, les corps gras. La conclusion de ce mémoire est que l'eau et les corps gras ne peuvent que très-peu se charger du principe âcre du Garou, tandis que l'alcool, l'éther, le vinaigre peuvent très-bien le dissoudre.

(1) Lartigues, Examen chimique de l'écorce de Sainbois. *Journ. gén. de méd.*, t. XXXII, p. 178.

En 1813, les baies du D. Mezereum furent analysées en Allemagne par Villert et Celinski (1) : le premier examina la partie charnue des baies, tandis que l'autre analysant la partie osseuse, put en retirer une huile grasse d'une âcreté excessive.

La présence d'alcalis organiques dans les plantes, fait qui ne fut bien admis en France qu'à partir de 1817, avait donné vers cette époque une certaine importance à la connaissance de la nature exacte du principe âcre des daphnés : car à supposer qu'il existât réellement dans les daphnés un principe actif de nature alcaline, Vauquelin eût été le premier à constater cette existence, et une grande part devait lui revenir dans la découverte des alcaloïdes. Désireux de résoudre cette question qu'il avait laissée indécise en 1808, le savant chimiste publia vers 1824 deux notes sur ce sujet. Dans un premier travail intitulé (2) : *Sur le prétendu alcali du daphné*, il s'attache à isoler et à caractériser le principe âcre qu'il avait précédemment trouvé. La méthode suivie était celle-ci. Il distillait sur une petite quantité de chaux, de potasse ou de magnésie, soit l'infusion aqueuse de l'écorce, soit l'eau acidulée par un peu d'acide sulfurique, et dans laquelle il avait fait fondre et digérer la résine âcre. Par l'un ou par l'autre de ces procédés, Vauquelin obtenait une eau très-chargée de principe âcre, irritant violemment les narines, et bleuissant à distance le papier de tournesol. « Cette eau, dit-il, sature les acides, et si l'on fait évaporer doucement la combinaison, elle cristallise en belles aiguilles blanches et brillantes. Cette eau précipite quelques dissolutions métalliques, savoir, celle de l'acétate de plomb en blanc brillant comme du satin, du sulfate de cuivre en vert, du nitrate d'argent en blanc qui devient rose. » D'après ces faits, il ne paraît pas douteux qu'il existe dans les daphnés une matière jouissant de propriétés alcalines puisqu'elle agit sur les couleurs végétales comme telle, qu'elle sature les acides, et forme avec quelques-uns des sels cristallisables. » Et cependant Vauquelin, malgré ces expériences, n'ose admettre définitivement l'existence d'alcali végétal dans l'écorce des daphnés : ayant saturé par l'acide chlorhydrique une grande quantité de cette eau distillée qu'il avait obtenue, il obtient par l'évaporation un sel qui contient évidemment du chlorhydrate d'ammoniaque, et il conclut qu'il est possible que l'ammoniaque soit seule la cause de

(1) Villert, Analyse des baies de garou. *Jour. de pharm.* de Trommsdorff, t. XX, p. 49 ; Celinski, dans Dictionnaire des drogues de Richard et Chevallier.

(2) Vauquelin, Sur le prétendu alcali du Daphné. *Jour. de pharm.*, t. X, p. 333.

l'alcalinité dont jouit l'eau distillée du daphné, et que le principe âcre n'eût aucune participation à cette propriété.

Dans un autre mémoire publié la même année que le précédent (1), Vauquelin reprend l'analyse du D. Alpina qu'il avait commencée en 1808. Après avoir constaté dans l'écorce de ce Daphné, la présence de deux principes colorants jaunes, la présence de gomme, de sucre, d'une certaine quantité d'acide malique, il en revient à cette résine, qu'il avait déjà obtenue en 1808, et qui pour lui représentait la matière active de la plante. Il traite cette résine par l'eau, précipite cette eau chargée de principe âcre, par l'acétate de plomb, et décompose par l'hydrogène sulfuré le précipité plombique ; il distille ensuite dans une petite cornue le sulfure de plomb ainsi obtenu et il obtient une huile d'odeur alliacée, douée d'une certaine âcreté. Partant de cette autre considération que la résine traitée par l'eau à chaud ou à froid ne peut perdre toute son âcreté, il arrive à conclure ainsi son travail.

« Le principe irritant des Daphnés est primitivement une huile volatile, qui se convertit peu à peu en résine, cette transformation ne pouvant se faire que dans une certaine limite : cette huile est précipitée en même temps que l'acide qui l'accompagne dans les infusions du Daphné, par l'acétate de plomb, dont l'hydrogène sulfuré ne peut la séparer, et elle peut être extraite du sulfure de plomb au moyen de l'alcool bouillant, mais elle est alors combinée avec du soufre. »

Vers cette même époque, Gmelin et Baer, en Allemagne, avaient fait un travail sur l'analyse des D. Alpina et Mezereum (2). Suivant la marche adoptée par Vauquelin en 1808, ils arrivent à trouver dans le D. Mezereum une résine verte très-active, et ce principe amer cristallisable déjà isolé, et auquel ils proposent de donner le nom de daphnine : l'étude de cette résine occupe la plus grande partie de leur travail, et les conduit à un résultat curieux. En effet, partant de cette hypothèse qu'une résine peut bien n'être « qu'une huile épaissie par un acide, » ils la traitent par l'acétate de plomb. Le précipité ainsi obtenu, après les traitements ordinaires par l'hydrogène sulfuré, leur donne une résine à odeur alliacée : la liqueur, de laquelle avait été séparé le précipité plombique, est débarrassée de l'excès de plomb par l'hydrogène sulfuré ; après son évaporation, elle fournit

(1) Vauquelin, Quelques expériences sur le D. alpina. *Journ. de pharm*, t. X, p. 419.
(2) Gmelin et Baer Chemische untersuchung der Seidelbastrinde.

une huile épaisse à odeur alliacée qui doit être rapprochée de celle que Vauquelin avait obtenue lors de ses recherches sur le Daphne alpina. Cette huile à odeur alliacée, Gmelin et de Baer la considèrent comme le principe actif de l'écorce : ils y constatent ainsi que dans la résine, la présence d'une certaine quantité de phosphore, qu'ils assimilent au soufre que l'on trouve dans les huiles essentielles des crucifères.

Poussant leur hypothèse plus loin et comparant ces principes par eux obtenus avec ceux existant dans les semences du Mezereum, ils disent (1) : « La nature dans « le cas présent, paraît avoir effectué une pareille décomposition de la résine « dans le fruit, puisqu'on trouve dans la pulpe charnue qui contient le pépin une « certaine quantité d'un acide libre, tandis que le pépin lui-même est rempli « d'huile verte. »

M. Coldefy-Dorly (2), dans un travail publié en 1823, s'est presque borné à constater un fait d'application à la pharmacie : c'est que la résine verte obtenue par l'alcool n'est pas complétement soluble dans l'éther, et que toute la propriété irritante du garou, se trouve dans la matière verte dissoute dans l'éther.

Quelques années plus tard, M. Dublanc jeune (3) reprend les expériences faites par Vauquelin. En distillant l'écorce du mezereum avec l'eau, il ne peut reconnaître dans le liquide distillé le principe âcre que le savant chimiste avait signalé dans le D. Alpina. Étudiant ensuite la résine obtenue par l'alcool, il la trouve composée de trois parties : une partie résinoïde sans âcreté, soluble dans l'alcool froid et insoluble dans l'éther ; une sous-résine insipide, soluble seulement dans l'alcool bouillant, et une substance verte très-âcre, facilement soluble dans l'éther : ce dernier principe, qui représente la partie active de l'écorce, est pour M. Dublanc un principe complexe, formé par la matière active et la chlorophylle.

A partir du travail de M. Dublanc, aucune recherche ne fut plus faite sur le principe âcre des daphnés, et dans les traités classiques de pharmacie ou de matière médicale, on admit tantôt l'hypothèse de Gmelin et de Baer, tantôt les résultats obtenus par M. Dublanc. Dans sa thèse présentée à l'École de Montpellier, le 8 août dernier, M. Paul Oliver (4) se contente de reproduire les expériences faites

(1) GMELIN et BAER, *Loco citato*, p. 23.

(2) COLDEFY-DORLY, Lettre à M. Boudet sur le garou. *Jour. de pharm.*, t. XI, p. 167.

(3) DUBLANC, Lettre aux rédacteurs du *Journal de pharmacie. Journ. de pharm.*, t. XV, p. 637.

(4) PAUL OLIVER, Étude du garou. Thèses de Montpellier, 1866.

par M. Vauquelin. Non-seulement par la distillation du liquide ayant servi à précipiter la résine, il n'obtint pas de produit distillé à réaction alcaline, mais encore il ne put obtenir de daphnine en précipitant ce premier liquide par l'acétate de plomb ; M. Oliver ne connaissait pas probablement les travaux de Zwenger et Rochleder sur la daphnine et le procédé préparatoire que ces Messieurs indiquent et qui peut seul faire trouver la daphnine lorsqu'on agit sur de petites quantités de matière première. M. Oliver, d'ailleurs, ne pouvait obtenir par la distillation de ce liquide un produit alcalin; car il agit sur lui après l'avoir acidulé par l'acide sulfurique, tandis que Vauquelin, au contraire, distillait sur une substance alcaline.

L'étude chimique de la daphnine a été complétement faite dans ces dernières années par les travaux de M. C. Zwenger et de M. Rochleder.

Je me suis peut-être bien étendu en faisant l'analyse des divers mémoires qui composent l'histoire des daphnés : j'ai pensé que cet aperçu me dispenserait de revenir sur beaucoup de faits qui se trouvent ainsi exposés.

§ II. — Principes constituant des écorces de daphnés.

Avant de donner la composition des écorces de daphnés, je crois utile de résumer en quelques mots les résultats que l'on obtient en faisant agir sur elles les divers dissolvants. Par macération ou par infusion, l'eau donne un liquide d'une belle couleur jaune verdâtre, d'une odeur désagréable, à saveur âcre : ce liquide ne précipite pas par les alcalis, par l'ammoniaque, les eaux de chaux et de baryte, mais il précipite par le perchlorure de fer et l'acétate de plomb ; exposé au soleil, il fermente, comme l'a remarqué Vauquelin, et donne de l'acide carbonique. Si on l'évapore en consistance d'extrait, on peut reconnaître dans le résidu qui est brunâtre, la présence d'acide malique, de gomme, d'un peu de résine et de daphnine. L'éther et le sulfure de carbone par macération sur ces écorces deviennent d'un beau vert ; par leur évaporation, ils donnent un résidu composé de matières grasses, cireuses et résineuses; mais l'emploi de ces deux dissolvants est peu pratiqué, à cause de la difficulté que l'on éprouve à diviser suffisamment les écorces. L'alcool, dissolvant parfaitement les résines, est le véhicule que l'on doit employer.

Pour pouvoir être soumises aux divers traitements alcooliques, les écorces de garou doivent être amenées à un état de division suffisante; la pulvérisation n'est pas praticable lorsqu'on agit sur de grandes quantités, et cela à cause des accidents qu'elle peut produire en enflammant les muqueuses du nez et de la bouche. Le mode opératoire que j'ai suivi et qui est à peu près sans danger, est celui-ci : les écorces, bien découpées au couteau, étaient humectées avec de l'alcool et pilées par petites portions dans un mortier de fer, jusqu'à présenter un état suffisant de désagrégation ; puis elles étaient traitées par l'alcool bouillant, laissées en digestion pendant quelque temps et enfin soumises à la presse : quatre traitements ainsi répétés suffisent pour épuiser les écorces. Les teintures alcooliqnes obtenues sont sans action sur le papier de tournesol : par leur refroidissement, elles laissent précipiter une matière brunâtre, composée de cire, de matière grasse et de chlorophylle : par leur évaporation, elles donnent un résidu formé par diverses résines, de la daphnine, de l'acide malique. Les écorces épuisées par l'alcool sont traitées soit par l'eau bouillante, soit par l'eau froide; elles donnent des liqueurs contenant de la gomme, du sucre et diverses substances que l'on réunit sous le nom d'extractif.

Les écorces des D. Gnidium, Mezereum et Laureola présentent les mêmes principes constituants, peut-être en proportions différentes : elles peuvent être considérées comme formées par :

Cire, matière grasse, chlorophylle;
Résine complexe;
Daphnine;
Acide malique libre;
Principe colorant jaune;
Sucre;
Gomme;
Ligneux.
Chlorures alcalins : Malates, et phosphates alcalins, de chaux, de magnésie, etc.

Par la dessiccation, les écorces fraîches de Lauréole et de Mezereum perdent un peu plus de la moitié de leur poids.

Cent grammes d'écorce de garou desséchée à + 100° ont cédé à l'alcool 8,60° de substances solubles, — et à l'eau 21 gram. 10. Après les divers traitements, il restait de 60 à 62 grammes de matières insolubles ou ligneux. — Les écorces de garou du commerce peuvent fournir de 7 grammes 50 à 9 grammes 50 de résine p. 100 : les écorces fraîches de D. Mezereum et Laureola donnent des proportions moindres, 6 à 7 grammes seulement; une écorce de garou, remontant à près de vingt ans, m'a donné le même rendement que les écorces du commerce.

Je n'ai pas cru devoir refaire le dosage des matières minérales dans les cendres de ces diverses écorces : il me paraît suffisant de rapporter les résultats obtenus par M. C. Hoyer (1), qui agissait sur l'écorce du Mezereum.

Cent grammes d'écorce desséchée à + 100°, ont donné 42 grammes 02 de cendres, et celles-ci étaient ainsi composées pour cent parties :

Chlorure de sodium.	0,38
Potasse.	14,23
Soude.	5,88
Chaux.	29,05
Magnésie.	8,82
Alumine.	0,15
Sesquioxyde de fer.	0,21
» manganèse.	traces
Acide sulfurique.	4,65
» phosphorique.	5,80
» carbonique.	28,82
Silice.	1,88

§ III. Principe acre des daphnés.

De nombreuses hypothèses ont été faites sur la nature du principe âcre des Daphnés, principe qui n'a encore pu être isolé. Sans avoir la prétention de rien préjuger sur un sujet de pareille importance, je crois nécessaire d'examiner les diverses opinions émises à ce sujet, et je commence par celle-ci : Le principe âcre des garous est-il de nature alcaline?

Dans ses deux mémoires, publiés en 1808 et en 1824, Vauquelin était arrivé à des résultats tels que de grandes présomptions s'élevaient en faveur de cette hypothèse : par conséquent il était capital de répéter ses expériences. Pour cela faire, j'ai distillé successivement sur la potasse et sur la magnésie, soit l'infusion aqueuse de l'écorce, soit les liquides provenant du lavage de la résine par l'eau aiguisée d'acide sulfurique. Dans les diverses expériences que j'ai faites, j'ai obtenu, comme produit de distillation, un liquide à saveur âcre, à odeur désagréable, à

(1) C. Hoyer, Vierteljahrsschr. pr. Parm., t. XIII, p. 547.

réaction très-faiblement alcaline ; traité par le bichlorure de platine et par l'iodo-hydrargyrate de potassium, il n'a donné aucun précipité. Le liquide sur lequel j'agissais pouvant être considéré comme ne contenant que des traces du principe âcre, j'ai tenté d'obtenir un produit plus chargé : pour cela j'ai broyé une certaine quantité de résine avec de la magnésie calcinée et très-peu d'eau, et j'ai distillé la bouillie ainsi obtenue avec précaution et à une douce chaleur. Il passa à la distillation un liquide très-âcre, à odeur empyreumatique très-forte, bleuissant faiblement le papier de tournesol. Mais, ici encore, avec le bichlorure de platine et le réactif Valser, je n'ai pu obtenir que des réactions négatives. J'ai évaporé au bain-marie le produit de ces distillations : l'odeur assez forte du liquide disparaît complétement lorsqu'on arrive à la fin de l'évaporation et on obtient comme produit une petite quantité de matière résinoïde, insoluble dans l'éther et ne jouissant d'aucune propriété vésicante. Si, avant de le soumettre à l'évaporation, on ajoute au liquide quelques gouttes d'acide chlorhydrique, on peut, en ménageant bien la fin de l'opération, obtenir quelques aiguilles qui paraissent être du chlorhydrate d'ammoniaque. D'ailleurs, si l'on reprend par l'alcool le résidu restant dans la cornue après la distillation, on peut, après filtration et évaporation, obtenir une quantité de résine presque égale à celle primitivement employée, et cette résine est tout aussi vésicante qu'avant de subir la distillation.

J'ai dialysé divers liquides, tels que les infusions d'écorces, les eaux ayant servi à précipiter la résine ou à la laver ; les liqueurs ainsi préparées ne m'ont fourni aucun résultat avec les réactifs des alcaloïdes.

Vauquelin a eu raison d'admettre que les divers liquides qu'il obtenait devaient leur alcalinité à l'ammoniaque : peut-être se forme-t-il en même temps, comme dans beaucoup de distillations de corps organiques, des traces de méthylamine ; l'odeur du liquide distillé semblerait l'indiquer. Gmelin et Baer attribuent à une tout autre cause l'alcalinité des liquides obtenus par ces distillations.

« Nous avons (1), disent-ils, cherché la confirmation de cette assertion de Vau-
« quelin, à savoir que cette eau a une réaction alcaline : nous avons pris pour
« cet essai de la teinture de tournesol très-fortement colorée en rouge et dans la-
« quelle la plus petite quantité d'ammoniaque donnait aussitôt une coloration
« bleue. Cette eau resta complétement sans action ; une fois cependant la teinture

(1) GMELIN et BAER, *Loco citato*, p. 26.

« rouge de tournesol fut fortement colorée en bleu par l'eau provenant de la dis-
« tillation, et l'acétate de plomb y donnait un précipité très-intense. Mais nous
« reconnûmes bientôt que cette action dépendait de la nature du vaisseau dans
« lequel on avait pratiqué la distillation : les vases étaient en verre blanc, qui,
« comme l'on sait, est attaqué par l'eau bouillante ; lorsque l'opération est faite
« dans une cornue de verre vert, le produit de la distillation ne montre pas la
« moindre réaction alcaline. »

Le principe âcre des daphnés n'est donc pas de nature alcaline : je ne crois pas que la résine soit par elle-même vésicante. Si l'un des principes composant la résine de garou était le principe âcre, il faudrait pouvoir l'isoler soit par les dissolvants, soit par les précipitations avec les acétates de plomb et de cuivre. Par la première méthode, qui a été suivie par M. Coldefy, et par M. Dublanc, on arrive à une matière résineuse très-âcre, mais qui est très-complexe, et que l'on ne peut regarder comme un principe défini; par la seconde méthode qui est celle d'Unverdorben et qui a été employée par Gmelin et de Baer, on obtient deux produits différents, une huile et une résine, et ces deux substances sont également vésicantes. Faut-il alors admettre avec Vauquelin que ce principe âcre est tout d'abord une huile volatile, qui se résinifie par l'oxydation ? Avant de repousser cette dernière hypothèse, il faudrait, je crois, faire des expériences comparatives avec des écorces fraîches et des écorces sèches, et vérifier si la proportion de résine est plus forte dans les unes que dans les autres.

Pour certains, le principe âcre des daphnés est en combinaison avec la résine: ils semblent l'assimiler aux principes âcres de certaines euphorbiacées, principes dont la nature est encore inconnue malgré les nombreux travaux dont ils ont été l'objet.

§ IV. — Résine.

La résine de garou se prépare en épuisant par l'alcool les écorces aussi divisées que possible ; les teintures alcooliques provenant des différents traitements sont ensuite distillées au bain-marie pour en retirer les trois quarts de l'alcool employé : cet alcool ne présente rien de particulier, ni à la vue, ni à l'odeur, ni au goût ; le liquide alcoolique restant est évaporé au bain-marie jusqu'à consistance sirupeuse : on laisse alors refroidir, et on précipite par une grande quantité d'eau distillée. Au bout de vingt-quatre heures la résine est complétement précipitée : pour la débarrasser autant que possible des matières étrangères, elle est lavée à plusieurs reprises avec de l'eau chaude.

La résine de garou ainsi préparée, se présente sous la forme d'une matière grenue, d'un vert sombre, qui paraît noir sous une grande masse : on n'obtient aucun résultat satisfaisant, si on essaye de la décolorer en traitant sa solution alcoolique par le charbon animal. Sa saveur, peu marquée au premier moment, se développe ensuite au bout de quelques minutes d'une façon très-intense ; elle persiste très-longtemps en agissant surtout sur l'arrière-gorge où elle excite une chaleur et une âcreté insupportables. Elle a une légère odeur qui rappelle celle que possèdent les écorces.

Cette résine est très-peu soluble dans l'eau : si on en divise une certaine quantité au moyen de sable très-fin, et qu'on fasse bouillir quelques minutes, la chaleur la ramollit, et malgré le sable, la fait monter à la surface de la liqueur : celle-ci a acquis une couleur verdâtre, est limpide, mais se trouble par le refroidissement. La saveur de cette eau n'est pas manifeste au premier moment, mais ensuite elle fait éprouver les mêmes sensations de chaleur que la résine, seulement avec moins de force. Le chloroforme, le sulfure de carbone, la benzine, le pétrole ne dissolvent que de très-faibles proportions de cette résine : elle est au contraire presque complétement soluble dans l'alcool fort, et soluble seulement en partie dans l'éther ; si on laisse évaporer à l'air libre soit la solution éthérée, soit la solution alcoolique, on ne peut dans aucun cas obtenir traces de cristallisation.

Les dissolutions alcooliques de résine de garou ne rougissent pas le tournesol : cette résine se dissout dans les alcalis caustiques et en partie seulement dans l'ammoniaque et les carbonates alcalins ; elle peut donc être rapportée à la troisième classe des résines acides d'Unverdorben, c'est-à-dire, aux résines faiblement électro-négatives ; d'ailleurs elle doit être regardée comme étant très-complexe et formée par un mélange de plusieurs principes très-différents. Soumise à l'ébullition avec les acides chlorhydriques et sulfuriques étendus, elle ne paraît pas être attaquée, le liquide étant devenu simplement blanchâtre : on peut répéter ce traitement trois à quatre fois, et toujours on arrive à ce même résultat ; et d'ailleurs on peut constater qu'elle n'a rien perdu de ses propriétés irritantes. Soumise à l'action de ces acides concentrés, elle paraît être attaquée en partie et carbonisée. Bouillie longtemps avec l'acide azotique, elle est complétement décomposée ; il se forme tout d'abord sur le liquide une petite couche huileuse ; si on laisse refroidir après la disparition de cette couche huileuse, on obtient de petites aiguilles jaunes que l'on constate être formées par de l'acide picrique.

Comme je le disais tout à l'heure, la résine de garou est un produit complexe : en effet, on peut lui faire subir certains dédoublements soit à l'aide d'un dissolvant tel que l'éther, soit en la traitant par l'acétate de plomb ; dans les deux cas, on ne peut arriver à des résultats satisfaisants.

J'ai répété sur la résine de garou le traitement que Gmelin et de Baer avaient fait sur la résine de mezereum. Une solution alcoolique en est traitée par une solution alcoolique d'acétate de plomb ; un précipité vert prend naissance, il est recueilli, lavé avec de l'alcool froid, ensuite délayé dans une certaine quantité d'alcool, et décomposé par l'hydrogène sulfuré. Le sulfure de plomb ayant été séparé, la liqueur alcoolique est évaporée au bain-marie et donne pour résidu une masse résineuse, à odeur désagréable et comme alliacée, que l'on ne peut amener à l'état cristallin. D'un autre côté, si l'on débarrasse de l'excès de plomb le liquide dans lequel s'est faite la précipitation, on obtient, après évaporation, une masse poisseuse que Gmelin considérait comme une huile. Je n'ai pu vérifier ce qu'il avait annoncé dans son travail, à savoir que cette huile représentait le principe vésicant des écorces ; dans les diverses expériences que j'ai faites, l'huile et la résine m'ont paru avoir mêmes propriétés irritantes. De plus, Gmelin et de Baer ayant trouvé une certaine quantité de phosphore dans ces deux substances, lui font jouer, à mon avis, un rôle trop important ; ils l'assimilent au soufre des essences des crucifères. On peut très-bien vérifier la présence de ce phosphore, mais il n'existe qu'en quantité très-faible, et je crois plus prudent de l'admettre comme purement accidentelle ; d'ailleurs ces deux substances renferment des quantités beaucoup plus considérables de soufre, et en admettant l'hypothèse de Gmelin et de Baer, ne faudrait-il pas aussi le regarder comme un des éléments constitutifs de ces substances.

Les résines de garou et de mezereum peuvent céder à l'éther environ la moitié de leur poids de substances solubles ; elles laissent pour résidu insoluble un corps brun, sec, friable, astringent, mais sans âcreté, très-soluble dans l'alcool. La solution éthérée constitue un liquide d'une belle couleur verte ; par son évaporation à l'air libre, on obtient une substance grumeleuse, verdâtre, très-âcre. Les divers dissolvants agissent sur elles de diverses manières : elle est insoluble dans l'eau et cependant peut lui communiquer une certaine âcreté ; elle est insoluble dans les acides, soluble dans les alcalis. La solution alcoolique traitée par l'acétate de plomb donne les mêmes principes que lorsqu'on agit sur la résine brute ; l'acétate de cuivre ne donne pas de résultat satisfaisant. Le seul fait à constater dans ces divers traitements, c'est que les produits obtenus ne paraissent plus aussi irritants que la substance sur laquelle on agissait tout d'abord.

Pour finir l'histoire de cette résine, il me reste à parler encore des produits de décomposition qu'elle peut donner sous l'influence de la chaleur seule ou sous la double influence de la chaleur et de la potasse fondue.

Les travaux de M. Hlasiwetz ont fait connaître les produits de décomposition qui se forment quand on traite les résines par la potasse fondue ; malgré le peu de matière dont je pouvais disposer, j'ai essayé de répéter ces expériences avec la résine de garou. J'ai pu obtenir quelques centigrammes d'un corps cristallisé en petites aiguilles, dont les propriétés acides sont très-manifestes ; cet acide, très-soluble dans l'éther et l'alcool, peu soluble dans l'eau, m'a paru se rapporter à l'acide paraoxybenzoïque trouvé dans des résines telles que le benjoin, le sang-dragon et l'aloès. Je ne donne cette opinion que comme une simple hypothèse fondée sur la similitude de quelques réactions et de la préparation. En effet, j'ai pu constater la non-action de cet acide sur les composés métalliques, la coloration brune qu'il donne avec le chlorure de fer, la formation avec l'eau bromée d'un précipité floconneux soluble dans l'alcool étendu ; enfin j'ai obtenu ce corps en suivant la marche indiquée par M. Hlasiwetz dans sa préparation avec les résines dont j'ai parlé.

Lorsqu'on chauffe la résine de garou en vase clos, elle fond bientôt et se décompose vers 300° environ, en donnant à la distillation de l'eau et des produits huileux ; à la fin, la masse s'épaissit, se boursoufle et dégage des gaz ainsi que des produits empyreumatiques. Lorsque l'action est conduite tout doucement et qu'elle est arrêtée au moment où il ne se dégage plus de vapeurs, on peut obtenir divers corps cristallisables ; pour cette opération (1), on peut très-bien employer le résidu provenant du traitement de la résine par l'éther. Lorsque la distillation est faite, il s'est condensé dans le récipient une certaine quantité de liquide qui peut donner de petits cristaux composés de deux corps différents : la daphnétine dont je parlerai plus loin, et l'ombelliférone ; on les sépare en les dissolvant dans l'eau

(1) ZWENGER, Annalen der chemie und pharmacie, t. CXV, p. 8.

chaude et en traitant par l'acétate de plomb qui précipite la daphnétine ; l'excès de plomb ayant été éliminé, l'ombelliférone est obtenu par simple évaporation. M. Sommer a trouvé cette ombelliférone dans les gommes-résines de beaucoup d'ombellifères ; la résine de garou est la seule qui en contienne en dehors des gommes-résines de cette famille ; il lui assigne pour formule $C^{12} H^4 O^4$, qui est aussi celle de la quinone ; la fonction chimique de ce corps n'est pas définie.

En résumé, la résine de garou (et on peut lui assimiler les résines des deux autres daphnés) est un corps très-complexe dont jusqu'ici on ne connaît que quelques produits de décomposition ; on ignore la nature de ses éléments qu'on ne peut isoler les uns des autres.

§ V. — Daphnine et daphnétine.

La daphnine trouvée par Vauquelin en 1808 dans l'écorce du D. alpina, fut retirée par Gmelin, quinze ans plus tard, de l'écorce du D. mezereum. Ce principe cristallisable paraît exister dans toutes les espèces du genre daphné ; l'écorce fraîche de la lauréole m'en a donné une certaine quantité. Si Vauquelin n'a pu le retrouver dans les écorces de garou du commerce, il faut croire que les écorces sur lesquelles il agissait étaient trop anciennes ; ayant opéré sur divers échantillons d'écorces sèches, j'ai toujours pu y constater la présence de la daphnine.

Jusqu'à ces derniers temps, les propriétés de la daphnine étaient peu connues ; sa véritable fonction chimique était ignorée. Considérée par Vauquelin comme un corps neutre, par Gmelin comme un corps à réaction acide, elle était rangée dans beaucoup de traités de chimie parmi les alcaloïdes douteux ; quelques-uns même la considéraient comme étant le principe actif des daphnés. En 1860, M. C. Zwenger (1) étudia dans un long mémoire les propriétés de ce corps ; il put établir sa véritable nature en opérant son dédoublement en sucre et en un acide particulier la daphnétine. Tout récemment, M. Rochleder a complété son histoire en démontrant son isomérie avec l'esculine.

Vauquelin et Gmelin suivaient un même procédé pour la préparation de la daphnine. De l'extrait alcoolique qu'ils obtenaient soit avec l'écorce du D. alpina, soit avec celle du D. Mezereum, ils précipitaient la résine par une grande quantité d'eau.

(1) Zwenger, Annalen der chemie und pharmacie, t. CXV, p. 1.

La liqueur aqueuse filtrée était traitée par l'acétate neutre de plomb ; le précipité ainsi obtenu présentait une très-belle couleur jaune ; il était séparé par la filtration, lavé, délayé dans l'eau et soumis ensuite à l'action d'un courant d'hydrogène sulfuré. Le sulfure de plomb, une fois séparé, les liqueurs étaient évaporées au bain-marie et pouvaient donner, après leur concentration, des cristaux de daphnine. Pour faciliter cette cristallisation, rendue parfois difficile par la production d'une certaine quantité de matière visqueuse, Gmelin faisait évaporer jusqu'à obtention d'une masse résinoïde. Cette masse était traitée par l'alcool absolu à froid, et la cristallisation pouvait alors très-bien se faire par l'évaporation spontanée de l'alcool.

Le mode de préparation donné par M. Constantin Zwenger diffère du procédé précédent; il prend les racines fraîches du D. Mezereum lors de sa floraison, les amène à un état de désagrégation suffisant à l'aide du mortier et de l'alcool, puis fait digérer avec de l'alcool au bain-marie pendant plusieurs heures : deux ou trois de ces traitements suffisant pour épuiser les racines. Avec les teintures alcooliques, il fait un extrait qu'il précipite par une grande quantité d'eau, en ayant soin de bien diviser la résine par une fréquente agitation. Ce liquide aqueux, qui a dissous toute la daphnine, est, après filtration, précipité par une solution d'acétate neutre de plomb : après séparation du précipité plombique ainsi formé, le liquide est de nouveau traité par l'acétate basique de plomb, et les liqueurs sont portées à l'ébullition. Cette ébullition, d'après M. Zwenger, est réellement indispensable, et c'est seulement à cette condition que la daphnine peut former avec l'oxyde de plomb, un composé insoluble. Le précipité jaune, que l'on obtient, est séparé par le filtre, lavé, et décomposé par l'hydrogène sulfuré. Les liqueurs qui proviennent de cette opération, sont filtrées et évaporées au bain-marie en consistance sirupeuse, puis abandonnées à l'air libre. Au bout de quelques jours, apparaissent des cristaux de daphnine qui se déposent les uns sur les autres, au point que toute la masse offre souvent l'aspect d'une bouillie cristalline. De temps en temps se montre sur le liquide duquel se séparent les cristaux de daphnine, une substance visqueuse, qui augmente beaucoup jusqu'à la cristallisation complète, de la daphnine ; dans ce cas, il est utile de verser de temps en temps sur la masse une petite quantité d'alcool, pour entretenir le tout à l'état liquide. Quand la cristallisation est enfin complète, on arrose la masse d'alcool absolu qui précipite les matières étrangères, et on lave les cristaux sur un filtre.

Pour retirer la daphnine des diverses écorces sur lesquelles j'ai expérimenté, j'ai utilisé soit les eaux qui m'avaient servi à précipiter la résine de l'extrait alcoolique, soit la portion de cette résine insoluble dans l'éther et que je traitais par une certaine quantité d'eau bouillante. Les liqueurs ainsi obtenues étaient décantées et filtrées, puis précipitées par l'acétate neutre de plomb et ensuite elles étaient soumises à l'ébullition. Le précipité ainsi obtenu était, après filtration, décomposé par l'hydrogène sulfuré, et la liqueur évaporée en consistance sirupeuse. Le résidu de cette opération avait un aspect résinoïde : il était traité à plusieurs reprises par de l'éther bien sec qui le débarrassait de la plus grande partie de la matière résineuse, puis il était dissous à chaud dans un peu d'eau distillée et après quelques jours on obtenait une bouillie de cristaux de daphnine. Une précaution à prendre dans cette dernière partie de la préparation de la daphnine, est de ne se servir que de filtres bien lavés; la petite quantité de fer, que contient le papier ordinaire suffit pour donner aux cristaux une coloration verdâtre dont il est ensuite très-difficile de les débarrasser.

Les écorces de daphnés donnent par ces procédés de préparation un rendement très-faible en daphnine ; M. Zwenger dit en avoir obtenu des quantités très-différentes suivant les époques de l'année auxquelles les racines étaient récoltées, et aussi suivant les conditions dans lesquelles s'était faite la végétation de la plante.

La daphnine, lorsqu'elle n'est plus accompagnée de substances étrangères, a une grande tendance à cristalliser : on l'obtient de sa dissolution aqueuse ou alcoolique, par refroidissement lent, sous la forme de prismes rectangulaires incolores et diaphanes; cristallisée rapidement, elle peut se présenter sous la forme de fines aiguilles ayant l'éclat de la soie. Elle est peu soluble dans l'eau froide, plus soluble dans l'eau chaude, beaucoup moins soluble dans l'alcool, soit à chaud, soit à froid : elle est totalement insoluble dans l'éther. La solution aqueuse de daphnine amenée à saturation par la chaleur, a une réaction acide assez prononcée ; cela tient sans doute à ce que sous l'influence de la chaleur, une faible partie de cette substance s'est déjà décomposée : une solution aqueuse de daphnine faite à froid, est réellement neutre au papier de tournesol. Ce facile dédoublement de la daphnine peut expliquer ce fait qui avait paru étrange à Gmelin et de Baer, quand ils disaient dans leur travail : « Tantôt nous avons trouvé que les cristaux de daphnine n'avaient aucun caractère d'acidité, tantôt ils nous ont montré une réaction acide peu perceptible. » En solution concentrée, la daphnine a d'abord une saveur amère, puis ensuite astringente.

Portée à une température de 100 degrés, la daphnine perd très-rapidement son eau de cristallisation et devient opaque : à une plus haute température elle dégage une odeur agréable quoique faible, qui rappelle l'odeur du mélilot. Le point de liquéfaction de la daphnine ne peut être facilement déterminé ; elle paraît se liquéfier à environ 200 degrés en un liquide incolore, qui, si on ne le laisse pas se décomposer, repassera de nouveau par le refroidissement à l'état cristallin : cette expérience ne réussit bien qu'autant que l'on agit sur une petite quantité de substance que l'on fait chauffer vivement à la lampe à alcool. La daphnine, ainsi chauffée brusquement et fondue. est toujours en partie décomposée, ainsi que le constatent divers réactifs, tels que l'acétate neutre de plomb et le perchlorure de fer; ils peuvent alors donner avec elle des précipités qu'on ne pouvait obtenir avant l'opération. A une haute température, et à l'air libre, la daphnine se colore et finit par brûler en donnant un charbon très-poreux, et on peut percevoir facilement pendant cette combustion l'odeur du sucre brûlé. Si au contraire on chauffe la daphnine en vase clos, entre deux verres de montre par exemple, on obtient comme résidu une petite quantité de charbon, et il se volatilise une substance cristalline, la daphnétine sur laquelle je dirai quelques mots plus tard.

La daphnine se dissout bien à froid dans les alcalis et dans les carbonates alcalins : la dissolution est tout d abord de couleur jaune citron : mais par une longue exposition à l'air, ou plus rapidement par l'action de la chaleur, cette solution se colore en rouge brun. L'acétate neutre de plomb ne donne aucun précipité avec la solution aqueuse de daphnine : l'acétate basique, au contraire, à froid la colore en jaune, et à chaud y forme un précipité jaunâtre. Le perchlorure de fer ne donne avec elle aucune réaction caractéristique : il fait prendre à la liqueur une faible coloration bleuâtre qui peut disparaître par la chaleur ; la liqueur de Barreswill n'est réduite qu'après action prolongée de la chaleur. Dans les acides faibles, la daphnine se dissout aisément par la chaleur, et après évaporation revient à l'état cristallin : l'action des acides forts est toute différente ; à froid, l'acide nitrique la colore en rouge et la dissout rapidement : à chaud, il la transforme en acide oxalique. Les acides sulfurique et chlorhydrique ne paraissent pas à froid exercer sur elle d'action bien sensible, mais à chaud et par une ébullition prolongée, ils peuvent la dédoubler en sucre et en acide particulier la daphnétine: je reviendrai d'ailleurs sur ce dédoublement de la daphnine.

D'après M. C. Zwenger, la composition de la daphnine desséchée à 100 degrés peut être représenté par la formule $C^{62}H^{34}O^{38}$: à la température ordinaire elle contient en outre huit équivalents d'eau de cristallisation qu'elle peut abandonner à une faible chaleur. Cette formule de la daphnine se rapproche beaucup de celle ($C^{60}H^{34}O^{38}$) que M. Rochleder (1) a assignée à l'esculine, qu'il a trouvée dans la racine du marronnier, et qui, après son dédoublement par les acides, peut donner un acide, l'esculétine, jouissant des mêmes propriétés et d'à peu près les mêmes réactions que la daphnétine. Aussi, pour M. Rochleder, ces deux substances, daphnine et esculine sont-elles des isomères l'une de l'autre.

Comme je l'ai déjà dit plus haut, la daphnine peut être dédoublée en sucre et en un acide: par conséquent sa fonction chimique est ainsi clairement définie: elle fait partie de cet ordre de combinaisons appelées glucosides, combinaisons si abondantes dans les végétaux, et qui tendent de jour en jour à être mieux connues. Le dédoublement de la daphnine peut être opéré non-seulement avec les acides chlorhydrique et sulfurique, mais encore par distillation sèche ou par la fermentation alcoolique: une petite quantité de daphnine, chauffée entre deux verres de montre donne un sublimé cristallin, qui est de la daphnétine: un peu de levûre de bière ajoutée à une solution de daphnine donne aussi lieu à une production de daphnétine, et la réaction marche très-vite si l'on ajoute à la solution de daphnine un peu de sucre de raisin, afin de préparer la fermentation. La formule suivante a été donnée par M. C. Zwenger, comme représentant ce dédoublement:

$$\underset{\text{Daphnine.}}{C^{62}H^{34}O^{38}} + 2\,H^2O^2 = \underset{\text{Daphnétine.}}{C^{38}H^{14}O^{18}} + \underset{\text{Glucose.}}{2\,(C^{12}H^{12}O^{12})}$$

Le sucre qui se produit dans cette circonstance est incristallisable; on peut l'isoler très-facilement, si l'on emploie l'acide sulfurique comme agent de dédoublement: la réaction étant terminée, on enlève par le filtre la daphnétine produite, on sature l'acide sulfurique par le carbonate de baryte ; la liqueur filtrée donne par évaporation au bain-marie, des goutelettes jaunâtres, qui réduisent rapidement les réactifs cuivriques, et peuvent, à l'aide de la levûre, subir la fermentation alcoolique. Quant à la daphnétine, elle peut, quel que soit le mode suivant lequel le

(1) Rochleder, Jahresbericht über die forschr. der chem. für 1863, p. 591.

dédoublement de la daphnine ait été opéré, elle peut, dis-je, être facilement séparée par l'acétate neutre de plomb, et isolée par les traitements ordinaires.

La daphnétine, préparée par le dédoublement de la daphnine, serait un corps d'obtention très difficile ; on peut l'obtenir directement avec la portion de la résine de garou insoluble dans l'éther, en opérant le dédoublement de la daphnine contenue dans cette résine. Cette résine est chauffée dans un matras avec de l'acide chlorhydrique concentré : on continue l'action jusqu'à ce que tout l'acide chlorhydrique ait été expulsé. Le résidu de l'opération forme une masse poreuse et noirâtre que l'on traite par l'eau bouillante à plusieurs reprises : l'expulsion complète de l'acide chlorhydrique est importante, la daphnétine se dissolvant mal dans une eau acide. La liqueur filtrée et évaporée fortement, donne, après un long repos, un précipité brun noirâtre, qui est redissous de nouveau dans l'eau chaude ; par une nouvelle évaporation, on obtient des cristaux fortement colorés en brun et formés par de la daphnétine impure. On les purifie en les traitant à trois ou quatre reprises différentes par l'acétate neutre de plomb : de cette manière, on peut arriver à avoir la daphnétine à peu près incolore.

La daphnétine a une réaction faiblement acide : sa saveur est astringente à un faible degré ; elle est peu soluble dans l'eau et l'alcool froids ; elle se dissout facilement dans ces deux liquides chauds ; elle est presque insoluble dans l'éther. A la température de 100°, elle ne perd pas d'eau ; à une température plus élevée, vers 250°, elle fond en un liquide légèrement jaunâtre, qui, par le refroidissement, cristallise de nouveau complètement ; elle peut être volatilisée avec la plus grande facilité ; en vase clos, elle se décompose partiellement à une température qui paraît être à peu près celle de sa liquéfaction.

L'acide sulfurique concentré dissout la daphnétine à une faible température ; par l'addition d'eau à cette solution, on peut la faire repasser à l'état cristallin ; à une haute température, elle serait décomposée par cet acide : l'acide chlorhydrique peut la dissoudre à chaud, comme l'acide sulfurique. Dans les alcalis purs et les carbonates alcalins, elle est dissoute en donnant au liquide une coloration jaune ou jaune rougeâtre ; la dissolution devient plus foncée à l'air et avec le temps. Avec les eaux de chaux et de baryte, elle donne un précipité jaune. Avec les sels de fer bien neutres, elle donne une coloration verte très-prononcée qui disparaît facilement dans un excès de sel de fer : cette réaction de la daphnétine avec les sels de fer, lui est commune avec l'esculétine. Avec les acétates de plomb neutre ou basique, elle donne un précipité jaune, qui a paru à M. Zwenger, est un composé défini (daphnetin bleioxid), auquel il attribue la formule $C^{38} H^{10} Pb^{4} O^{18}$.

La composition de la daphnitine est représentée par la formule $C^{38} H^{14} O^{18}$: pour M. Rochleder, elle est isomère avec l'hydrate d'esculétine, auquel il attribue la formule 2 $(C^{18} H^{6} O^{8}) H^{2} O^{2}$.

§ VI. — Principes constituants des baies des daphnés.

Il me reste à parler de la composition chimique des baies produites par les divers daphnés : j'aurais désiré revenir sur quelques-uns des résultats obtenus, et en particulier sur l'acide coccognidique de Gœbel, mais une difficulté matérielle m'a arrêté ; je n'ai pu me procurer que des quantités très-faibles de ces baies, et d'ailleurs celles que j'ai pu avoir, étaient trè-sanciennes et ne fournissaient qu'une huile très-rance. D'ici quelque temps, j'aurai à ma disposition une certaine quantité de baies fraîches, et j'espère pouvoir alors faire quelques recherches à ce sujet : aujourd'hui je dois me contenter de rapporter les résultats des analyses exécutées par Villert et Celinski sur les diverses parties du fruit du Mezereum.

Celinski pharmacien à Varsovie (1), agissant sur les graines dépouillées de leur partie charnue, a trouvé pour leur composition sur cent parties : huile grasse âcre 56,00; matière extractive 0,50; mucilage 5,00; amidon 1,50; gluten 33,00; alumine 0,15; perte 4,50.

Dans ces graines Gœbel (2) trouva plus tard un acide cristallisable, l'acide coccognidique; il lui donne pour caractères de ne pas précipiter le chlorure de baryum, l'eau de chaux, l'acétate de plomb et le sulfate ferreux.

En 1813, Villert (3) complète l'analyse de ces baies, en donnant les principes constituants de leur partie charnue. Le péricarpe extérieur est formé d'une matière colorante rouge, de résine, d'extractif, de tannin, de mucilage, de ligneux. La chair ou la pulpe renferme : matière extractive amère 4,2; mucilage 1,50; sécrétion floconneuse 0,4 ; fécule rougeâtre 0,60; ligneux 10,3; eau 82,4 ; et pas de principe âcre.

(1) Celinski, *Loco citato.*
(2) Goebel, Repert. der pharm., t. VIII, p. 208.
(3) Villert, *Loco citato.*

TROISIÈME PARTIE.

PHARMACIE.

Sous ce titre, je me propose de traiter tout d'abord des écorces et des baies des daphnés au point de vue de la matière médicale, je parlerai ensuite de l'emploi que l'on peut faire de ces différents produits soit à l'intérieur, soit à l'extérieur, en ayant soin de rapporter les différentes formules dans lesquelles ils peuvent entrer, et je terminerai par quelques mots sur l'action qu'ils exercent sur l'économie.

§ I. — MATIÈRE MÉDICALE.

Les écorces connues sous le nom d'écorces de garou, ne paraissent avoir été introduites qu'assez récemment dans la pratique médicale : ce fut probablement vers l'époque où le docteur Aganthage Leroy publia la brochure intitulée : *Essai sur l'usage et les effets de l'écorce de garou :* cette brochure, qui en six ans (1768 à 1774) eut trois éditions, dont l'une en allemand, vulgarisa l'emploi de ces écorces comme moyen vésicant. A ce moment les écorces de garou n'existaient pas encore dans le commerce sous la forme que nous leur voyons aujourd'hui : on ne connaissait que les tiges de garou, et au moment du besoin, on décortiquait la portion de l'écorce dont on voulait se servir. Vers le commencement de ce siècle, les pommades épispastiques au garou ayant été beaucoup préconisées, le commerce trouva plus commode d'avoir les écorces sans le bois qui était tout à fait sans action, tout en augmentant de beaucoup le prix de revient : les tiges de garou furent décortiquées sur place, et les écorces arrivèrent dans les pharmacies sous la forme qu'elles ont encore conservée.

Avant le travail du docteur Ag. Leroy, les racines de garou étaient seules employées : l'usage qu'on en faisait était d'ailleurs très-restreint. Les racines qu'on employait sous ce nom de racines de garou, paraissent devoir être attribuées tout aussi bien au D. Mezereum qu'au D. Gnidium. D'après Pomet (1), les racines usitées de son temps avaient une double origine : elles pouvaient venir de Bourgogne ou du Languedoc; et d'après lui, les dernières étaient de beaucoup préférables aux premières. Un siècle plus tard, on se servait encore indifféremment de l'une ou de l'autre de ces deux racines. Geoffroy dit dans sa matière médicale (2) : « Externè radix Mezerei loco setacei utiliter adhibetur in oculorum affectionibus » : d'un autre côté, le continuateur de Geoffroy dit en parlant de la racine du thymelæa (3) : « On nous apporte des pays chauds la racine de garou sèche, et c'est ce que le vulgaire a aussi appelé bois d'oreilles, à cause de l'usage qu'on en fait. » Au contraire dans le dictionnaire des drogues de Lémery et dans le Codex de 1748, la racine de garou officinale est rapportée au D. Gnidium. De la diversité d'opinions des auteurs à ce sujet, nous pouvons conclure que les racines employées aux XVIIe et XVIIIe siècles, étaient tout aussi bien fournies par le D. Mezereum que par le D. Gnidium.

A partir du travail du docteur Leroy, l'écorce qui devient officinale est celle qu'il avait vu employer dans l'Aunis et la Saintonge, c'est l'écorce du D. gnidium. Baumé dans sa *Pharmacopée* (4) et le Codex de 1816, considèrent les tiges et l'écorce du D. gnidium comme devant être seules employées. Aussi il y a lieu de s'étonner de voir Mérat et Delens, dans leur *Dictionnaire de matière médicale*, se refuser à admettre comme certaine cette origine des écorces du commerce. « Il « est difficile de savoir, disent-ils (5), si l'écorce de garou du commerce provient « du D. gnidium, comme on le dit dans les livres, ou du D. mezereum ; nous « serions portés à le croire plutôt produit par ce dernier végétal. Le garou du « commerce se tire de Nîmes, où vient aussi le mezereum, mais moins communément, il est vrai, que le gnidium, qui est fort commun dans toute cette partie « de la France ; les gens sur les lieux pourront seuls résoudre cette question, fort « indifférente d'ailleurs sous le rapport de l'art, car les deux écorces ont exacte-

(1) PIERRE POMET, Histoire générale des drogues. Paris, 1694.

(2) GEOFFROY, Tractatus de materia medica, t. III, p. 695.

(3) Suite à la matière médicale de Geoffroy, t. X, p. 183.

(4) BAUMÉ, Éléments de pharmacie, p. 804.

(5) MÉRAT et DELENS, Dictionnaire de matière médicale, t. II, p. 585.

« ment les mêmes propriétés. Quoi qu'il en soit, voici sur quoi nous appuyons « nos conjectures sur l'origine du garou en faveur du D. mezereum : 1° il y a « presque autant d'auteurs qui l'attribuent à celui-ci qu'au gnidium ; 2° le meze- « reum est un arbrisseau de plusieurs pieds, qui peut par conséquent fournir les « écorces de cette longueur qu'on voit dans le commerce ; 3° sa grosseur permet « aussi d'en obtenir les écorces assez larges qu'on y observe parfois ; 4° elles se « détachent facilement, tandis que celles du gnidium sont tenaces ; 5° dans le « Nord, on n'emploie positivement que le mezereum. » Je devrais peut-être dès maintenant répondre à ces objections de MM. Mérat et Delens touchant l'origine de l'écorce de garou, mais je préfère finir l'historique de cette question. Dans son traité des drogues simples, le savant professeur M. Guibourt (1) attribue, et avec raison, l'écorce de garou au D. gnidium. « Mais c'est surtout, dit-il, l'écorce du D. gnidium que l'on trouve dans le commerce à l'état de dessiccation, qui est employée comme exutoire. » Cette opinion se trouve reproduite d'ailleurs dans tous les traités classiques d'histoire naturelle médicale, dans Achille Richard et Moquin-Tandon. Dans sa thèse présentée à l'École de pharmacie de Montpellier, M. Paul Oliver est revenu sur cette question (2); d'après lui, l'écorce du mezereum a seule été décrite par M. Guibourt, et attribuée par lui au D. gnidium; enfin, elle est seule employée par les pharmaciens de Paris. Et pour soutenir son opinion, il reprend la description donnée par M. Guibourt, et il reproduit, peut-être sans le savoir, quelques-unes des objections déjà soulevées par Mérat et Delens, en s'appuyant sur certaines parties de cette description, parties qui, selon lui, ne peuvent convenir à l'écorce du D. gnidium, mais plutôt à l'écorce du D. mezereum. Je ne veux pas rapporter ici la réfutation qu'a donnée M. Guibourt de l'opinion de M. Oliver (3) ; je reviendrai sur ce sujet lorsque je ferai la description des deux écorces ; dès maintenant je veux rapporter les observations que j'ai faites sur la provenance de l'écorce de garou du commerce.

Désireux d'avoir des renseignements certains sur l'origine des écorces de garou vendues à Paris, je me suis adressé à deux maisons de droguerie, à M. Menier et à M. Vinot. Dans ces deux maisons, il m'a été répondu que les écorces qu'ils ven-

(1) GUIBOURT, Histoire naturelle des drogues simples, t. II, p. 359.

(2) PAUL OLIVER, Étude du garou, p. 20.

(3) *Journal de pharmacie et de chimie*, t. V, p. 34.

daient leur étaient toujours expédiées de Nîmes ou de Montpellier. De plus, à ma prière, M. Vinot a bien voulu écrire à son correspondant de Montpellier, M. Mallet aîné, qui a pris des renseignements près de ses fournisseurs, herboriseurs ou ramasseurs de plantes; tous lui ont répondu qu'ils ne connaissaient qu'une seule plante qui leur fournît l'écorce qu'ils récoltaient, et cette plante, ils la distinguent parfaitement de la lauréole ou du mezereum. Devant des témoignages aussi formels, je crois que l'assertion de MM. Mérat et Delens, reproduite par M. Oliver, tombe complétement : le mezereum est bien une plante du Nord, mais du Nord de l'Europe, et cette seule raison ne pourrait d'ailleurs justifier son emploi dans le nord de la France.

Une autre observation que j'ai faite me permet de contredire encore plus formellement l'opinion de M. Oliver. Si l'on examine attentivement les petites bottes de garou que l'on trouve dans le commerce, si l'on sépare avec attention les écorces les unes des autres, on peut avoir, je dirai le bonheur, de trouver sur ces écorces des feuilles encore intactes, et ces feuilles ont bien tous les caractères des feuilles du D. gnidium. Dans les sacs en toile qui ont contenu des paquets d'écorces de garou, on trouve des quantités assez considérables de petites feuilles linéaires qui n'ont pas la moindre ressemblance avec les feuilles du D. mezereum. Si donc on s'en tient aux seuls renseignements fournis par le commerce, à certains caractères intrinsèques des écorces de garou du commerce, je crois que l'on doit rapporter l'origine de ces écorces au D. gnidium. Je passe maintenant à la description de chacune d'elles.

L'écorce du D. gnidium (écorce de garou, écorce de Sainbois), se présente sous deux formes dans le commerce; elle nous arrive le plus souvent en bottes formées par les écorces pliées en deux ; la face intérieure de l'écorce est tournée en dehors, et le tout est maintenu serré à l'aide d'une petite écorce qui en fait plusieurs fois le tour. Ces petites bottes ont à peu près la grosseur du poing et pèsent de 80 à 90 grammes en moyenne; elles servent, surtout en pharmacie, dans les cas où la largeur de l'écorce n'est pas nécessaire, comme quand il s'agit de la préparation de l'extrait de garou. Les écorces de garou se trouvent encore sous la forme de petits paquets, disposés pour la vente au détail et usités dans le cas où l'on emploie directement l'écorce pour l'entretien des vésicatoires. Ces paquets ont en moyenne de 9 centimètres à 11 centimètres de long, sur 5 à 6 centimètres de large; ils pèsent de 20 à 24 grammes; ils sont arrangés de telle sorte que les écorces plus étroites, renfermées à l'intérieur, sont complétement recouvertes par les écorces plus larges ayant leur face intérieure tournée en dehors.

L'écorce de garou est en morceaux longs de 32 à 65 centimètres, et larges de 27 à 54 millimètres. M. Oliver n'ayant pas rencontré d'écorce de garou qui lui présentât plus de 39 millimètres de largeur, conclut que les dimensions données par M. Guibourt ne peuvent s'appliquer qu'à l'écorce du D. mezereum. Pour contredire cette assertion de M. Oliver, il est seulement nécessaire, je crois, de faire remarquer que le Prodromus de de Candolle fixe la plus grande taille du mezereum à 120 centimètres, et celle du garou à 150 centimètres; il est par là probable que les tiges de celui-ci pourront être plus fortes que celles de celui-là. D'ailleurs, les petits paquets destinés à être vendus au détail, et qui paraissent renfermer les plus belles sortes, sont toujours recouverts d'une écorce qui mesure constamment de 40 à 50 millimètres. Les dimensions attribuées par M. Guibourt à l'écorce de garou, sont donc exactes. L'épiderme de l'écorce récente est d'un gris brunâtre : par la dessiccation cette couleur se ternit, et l'écorce prend superficiellement et avec le temps un aspect grisâtre. Cet épiderme s'enlève facilement; il est demi-transparent lorsqu'on le détache de l'écorce et que l'on regarde au travers; il est crispé ou ridé transversalement par le fait de la dessiccation et assez régulièrement marqué de distance en distance de petites taches blanches tuberculeuses, qui représentent les empreintes des feuilles sur le rameau ou sur la tige : ces tubercules se composent de deux parties : d'une tache noire centrale et d'une partie périphérique blanchâtre, ayant une forme ellipsoïdale. La face intérieure de l'écorce présente une couleur jaune paille; cette couleur jaune paille dérive certainement de la teinte verdâtre que l'écorce avait au moment de sa récolte; la dessiccation de ces écorces ayant été parfois négligée, il n'est pas rare de voir cette teinte jaune paille devenir presque noirâtre. Le corps de l'écorce est formé de fibres longitudinales très-tenaces, que l'on pourrait filer comme le chanvre, si elles n'étaient pas couvertes du côté de l'épiderme d'une soie très-fine, blanche et lustrée, qui, en s'introduisant sous la peau, y cause des démangeaisons douloureuses. L'odeur de l'écorce est désagréable et nauséabonde; lorsqu'on la manie pendant un certain temps, quelques précautions que l'on prenne, elle cause des picotements insupportables dans le nez et dans l'arrière-gorge.

L'écorce du D. gnidium, officinale en France, l'est aussi dans les autres contrées méridionales, telles que l'Italie et l'Espagne. Dans les États-Unis, en Angleterre, elle est employée concurremment avec l'écorce du mezereum; cette dernière, qui est l'espèce officinale en Allemagne, est souvent, d'après Hayne (1), mêlée de l'écorce du D. gnidium, et ce mélange est admis par les pharmaciens.

La récolte du garou se fait en automne; les ramasseurs de plantes vont alors dans la montagne couper les tiges de garou et en enlèvent ensuite les écorces; celles-ci, par eux séchées et mises en paquet, sont vendues aux droguistes de Nîmes et de Montpellier qui les versent dans le commerce.

L'écorce du D. mezereum, comme je l'ai déjà dit, n'est pas officinale en France; cependant j'ai trouvé dans le commerce, sous le nom d'écorce de mezereum, une sorte dont je n'ai pu avoir la provenance exacte. Par tous ses caractères cette écorce paraît se rapporter à celle que j'ai récoltée sur des rameaux de D. mezereum; de plus, elle semble s'accorder avec la description que les auteurs allemands font de leur écorce officinale, et notamment avec les figures que Schenk et Gœbel donnent dans leur matière médicale (1).

Cette écorce se présente sous forme de petits paquets ayant de 10 à 12 centimètres sur 2 à 3 centimètres de large, et pesant de 5 à 6 grammes. Ces petits paquets sont formés de deux à trois écorces enroulées les unes sur les autres, de façon que la partie la plus large recouvre la portion la plus étroite. L'épiderme est grisâtre, marqué de ponctuations qui sont beaucoup plus espacées que dans l'écorce de garou; cet épiderme ne s'enlève jamais nettement, il reste accompagné d'une légère couche de fibres. L'intérieur de l'écorce est blanc jaunâtre et marqué de sillons très-profonds, le tissu fibreux en étant très-déchiré dans le sens longitudinal. La longueur de cette écorce varie de 30 à 40 centimètres; la largeur, qui est beaucoup moindre que dans notre écorce, varie de 1 à 2 centimètres: ces dimensions s'accordent bien avec celles que j'ai trouvées dans Schenk et Gœbel, qui lui donnent pour largeur un pouce à un demi-pouce.

L'écorce du D. laureola n'est pas usitée en France; on lui suppose, et je crois à tort, moins d'activité qu'aux deux autres espèces; elle est employée en Angleterre, où, d'après la matière médicale de Royle (2), elle constitue une grande partie de l'écorce vendue sous le nom de mezereum, et cette substitution se comprend aisément si l'on considère que la lauréole croit spontanément dans toute

(1) Friedrich Hayne, Darstellung und Beschreibung der pflanzen, t. III, p. 43.

(2) Ernest Schenk und Goebel, Pharmaceutische Waarenkunde, p. 205.

(3) Royle, Manual of materia medica, p. 527.

l'Angleterre, tandis que le D. mezereum, d'après de Candolle, n'y croit pas spontanément. L'écorce du D. laureola se distingue facilement des deux autres écorces déjà décrites, par ses dimensions toujours beaucoup moindres; son épiderme est d'un gris cendré très-accusé, marqué de rides longitudinales sensiblement parallèles, et il porte, à des distances à peu près égales, des taches ovales qui représentent les empreintes des feuilles sur le jeune rameau.

Les baies de garou, dont il me reste à parler maintenant, sont peut-être la partie du végétal qui ait été mise tout d'abord en usage chez les anciens; elles constituaient un purgatif très-usité dont l'usage s'est maintenu jusqu'au XVIIe siècle, époque à laquelle elles tombèrent en discrédit, la matière médicale s'étant alors enrichie de purgatifs beaucoup moins dangereux dans leurs effets. Dans le commerce, on les trouve maintenant avec difficulté; l'échantillon que j'ai pu me procurer existait dans la maison de droguerie depuis une époque que l'on n'a pu me fixer.

Chez les anciens auteurs, dans Dioscoride et dans Pline, ces baies portent des noms très-divers : cocca gnidia, grana gnidii, et sont attribuées au thymelæa. Les botanistes des XVIe et XVIIe siècles, confondant sous le même nom les baies du garou et celles des deux lauréoles, discutent longuement sur leur provenance, et leur assignent diverses origines. La confusion qu'il faisaient à ce sujet provenait de ce qu'en Angleterre et en Allemagne les baies du D. mezereum étaient seules usitées, tandis que dans les pays de l'Europe méridionale, on employait celles du D. gnidium. En réalité, ces deux sortes de baies peuvent parfaitement être substituées l'une à l'autre, *tout en pouvant être facilement distinguées.* Les baies du garou sont toujours sensiblement rondes, ou si elles paraissent allongées, cela tient à ce que, par la dessiccation, la partie charnue de la baie s'est ridée irrégulièrement; cette partie charnue enlevée, la semence apparaît réellement ronde. La baie du mezereum est au contraire allongée, la semence l'étant elle-même.

Les baies de garou sont du volume d'un gros grain de poivre, et elles se composent de deux parties : d'une écorce brune, très-ridée, due à la partie succulente de la baie desséchée, et d'une semence presque sphérique, mais terminée supérieurement par une pointe courte. L'épisperme de la graine offre trois couches distinctes : la première couche est membraneuse, très-mince, jaunâtre, marquée, près du sommet, d'un hile très-apparent et d'un raphé proéminent qui s'étend du hile à la chalaze, située à l'extrémité inférieure opposée. La deuxième enveloppe est noire, lisse et luisante, d'une épaisseur sensible, dure et cassante; la troisième est très-mince, jaunâtre et membraneuse comme la première. L'amande est d'un blanc jaunâtre; elle se sépare facilement en deux parties : toute la semence est pourvue d'une âcreté considérable.

§ II. — Pharmacie.

Les anciens employaient à l'intérieur les diverses parties des végétaux que nous connaissons sous le nom de Daphnés; d'après Dioscoride et Pline, on se servait des baies, des feuilles et des tiges. Ces baies de thymelæa qu'ils appelaient cocca gnidia, grana gnidia, prises à la dose de 20, formaient un violent purgatif; pour en diminuer la force, et aussi empêcher la fâcheuse action qu'elles avaient sur la gorge, ils les enveloppaient dans de la farine, des grains de raisin et du miel. Les feuilles qu'ils employaient sous le nom de Cneorum, devaient être recueillies pendant les moissons et séchées à l'ombre; réduites en poudre, elles étaient administrées dans du suc de raisin : les effets qu'elles produisaient n'étaient pas aussi violents que ceux causés par les baies. On pouvait substituer aux baies du thymelæa l'huile de mezereum, dont je donne ici la préparation telle qu'elle existe dans Mathiole (1). « On prend les grana gnidia fraîchement récoltés, on les pile, on « les arrose d'eau chaude et on les expose ensuite au soleil. Cette poudre est re- « muée de temps en temps pour mélanger les parties sèches avec celles qui ne le « sont pas encore : l'opération est continuée jusqu'à ce que toute la masse noir- « cisse et commence à répandre mauvaise odeur; alors on presse la masse, et par « ce moyen, on obtient l'huile de mezereum. »

Au xviie siècle, on emploie en médecine non-seulement les différentes parties du thymelæa, mais encore celles des deux lauréoles, et à ce moment ces plantes semblent avoir causé de nombreux accidents : le D. mezereum paraît jouir alors d'une mauvaise réputation. Jean Bauhin (2) se moque des auteurs de son temps, qui décorent cette plante de noms épouvantables (*horrenda nomina*) et la qualifient d'épithètes telles que *rapiens vitans et faciens viduas*. « Nonnulli, dit Geoffroy (3), « has plantas terræ leones et plantas viduificas cognominârunt. » Du temps de ce

(1) Mathiole, Commentaires sur les six livres de Dioscoride, liv. I, ch. 26.
(2) J. Bauhin, Historia plantarum, t. I, p. 166.
(3) Geoffroy, Tractatus de materia medica, t. I, p. 694.

dernier auteur, elles n'étaient guère employées que dans certains cas extraordinaires, où il fallait fortement agir ; il en décrit ainsi le mode d'action : « Omnes « utriusque laureolæ partes intus sumptæ ventriculum admodum subvertunt, vo- « mitum cient, biliosos serosos humores maxime fluidos cum impetu sursum et « deorsum expurgant : partes internas lædunt, rodunt, inflammant ; viscera abra- « dunt, et vasorum sanguineorum oscula aperiunt ; febres accendunt, cardialgas « excitant et superpurgationes, vires exsolvunt. Verum utriuscumque hujus plan- « tæ folia, cortex, bacca quomodocumque præparatæ et correctæ ob malignitatem « rarissime in usum veniunt, nec nisi in tutiorum medicamentorum inopia, et casu « aliquo desperato et robustissimis tantum exhibendæ sunt. »

A une époque plus rapprochée de nous, vers la fin du XVIIIe siècle, les écorces du mezereum et du garou furent de nouveau introduites dans la thérapeutique et administrées à l'intérieur : elles furent expérimentées en Angleterre par Home, Engel, Cullen, et en Allemagne par Hartmann, Haschke, Ross : de 1778 à 1792, quatre thèses très-importantes furent publiées dans ce dernier pays, sur les usages et les effets de ces écorces prises à l'intérieur. Le mezereum était alors donné soit seul, soit associé à d'autres substances dans les maladies de la peau, dans le traitement des dégénérescences vénériennes, telles que les exostoses, les engorgements ganglionnaires, qui ont résisté au mercure : Home ajoute même qu'il guérit les engorgements de toute nature. Cullen a vu un cas où la décoction de mezereum, prise pendant deux ou trois semaines, a parfaitement réussi à guérir des ulcères nombreux restés sur le corps après un traitement mercuriel. Cependant d'autres médecins, tels que Wedel, Hoffmann, se sont élevés contre cet usage et ont craint l'action trop vive de cette écorce, dans laquelle réside effectivement la plus grande force de ce végétal ; ils ont cité, entre autres accidents causés par elle, des ardeurs brûlantes de l'estomac, des tranchées, des superpurgations, et la mort même des sujets arrivée après son administration.

L'écorce de mezereum était alors employée en décoction, et la formule que l'on suivait pour cette préparation est celle que j'ai trouvée dans Murray (1).

Écorce de mezereum.	1 once.
Eau ordinaire.	10 livres.

On faisait bouillir jusqu'à réduction d'un tiers, et vers la fin on ajoutait une

(1) MURRAY, *Apparatus medicaminum*, t. IV, p. 632.

once de racine de réglisse pour édulcorer : une demi-livre de cette décoction devait être prise tous les quatre jours.

Les feuilles de garou sont usitées, d'après Garidel, par les paysans provençaux; mais cet auteur les représente comme d'une violence excessive. M. Loiseleur-Deslongchamps (1) imagina, il y a quelques années, d'essayer leur vertu purgative : loin de les trouver aussi redoutables qu'il le craignait, il s'est assuré qu'on pouvait en donner une once en décoction dans une pinte d'eau ; cette décoction est âcre et piquante, et laisse à la gorge un sentiment d'ardeur et une impression brûlante assez durable. Le même médecin a administré les feuilles de garou dans les maladies cutanées avec plus de succès; il en a donné à des malades affectés de dartre, conjointement avec d'autres moyens : ces malades ont été guéris le plus souvent; les chances ont été moins favorables lorsqu'il les a prescrites seules.

Actuellement l'écorce du D. mezereum est très-peu employée en France : elle l'est, au contraire, assez souvent en Angleterre, où elle entre dans une tisane dépurative qui jouit d'une certaine réputation. J'en rapporte la formule telle que je l'ai trouvée dans le Codex de 1866, où elle porte le nom de « decoctum sarsæ compositum » (2).

Salsepareille de la Jamaïque. . . .	2 onces et demie	70gr,87
Copeaux de sassafras.	un quart d'once	7 ,09
Bois de gaïac râpé.	d°	7 ,09
Racine fraîche de réglisse.	d°	7 ,09
Écorce de mezereum.	60 grains	3 ,89
Eau distillée bouillante.	une pinte et demie	850 ,20

Produit : une pinte ou 575 grammes. On doit prendre environ 4 onces de cette décoction par jour.

Plusieurs autres formules ont été proposées par M. Cazenave (3) pour l'administration du mezereum dans la syphilis.

1° *Tisane sudorifique :*

Salsepareille.	45 gr.
Eau.	1,250

(1) Loiseleur-Deslongchamps, Manuel des plantes usuelles, 2e part., p. 46.

(2) Codex de 1866, p. 661.

(3) Bouchardat, Formulaire magistral, p. 258.

Faites bouillir jusqu'à réduction d'un tiers ; ajoutez, les dix dernières minutes de l'ébullition :

Daphné mezereum.	1 gr.

Passez et édulcorez avec

Sirop de squine.	100

Trois verres dans la journée.

2° *Sirop de daphné mezereum :*

Extr. alcool. de D. mezereum. .	0gr,10
Sirop de sucre.	500 gr.

40 à 60 grammes par jour.

3° *Mixture anti-syphilitique :*

Sirop de D. mezereum.	100 gr.
» de tolu.	200
Sous-carbonate d'ammoniaque.	5

Une cuillerée matin et soir dans la syphilis constitutionnelle.

Les écorces des daphnés pourraient n'être pas complétement exclues de la pratique médicale, en tant qu'administrées à l'intérieur : la résine de Garou constitue un purgatif drastique tout aussi sûr et nullement plus dangereux que l'huile de croton. Administrée dans le service de M. le docteur Luys à l'hôpital de Lourcine, elle a produit de bons résultats et n'a causé aucun de ces accidents que l'écorce peut produire d'après certains auteurs. La formule que je suivais pour son administration était celle-ci :

Alcoolé de résine de garou au 20me. . . .	3 à 4 gr.
Sirop simple.	30
Eau distillée de menthe.	5
Eau commune.	100

Les baies, soit du Garou, soit du Mézéréum, sont encore employées comme purgatif dans certains pays, mais seulement par les paysans, qui, ayant une constitution robuste, peuvent plus facilement résister à leurs fâcheux effets.

Je passe maintenant à l'étude des usages que l'on peut faire des daphnés à l'extérieur, usages qui ont une certaine importance.

Les anciens ne parlent qu'en termes très-vagues de l'emploi des daphnés à l'extérieur : un seul passage de Dioscoride rapporte l'usage que l'on pouvait en faire pour provoquer l'avortement. Avant le milieu du XVIIIe siècle, on se servait des racines de Mézéréum et du Garou sous le nom de *bois d'oreilles* : on en introduisait un petit morceau dans l'oreille que l'on avait percé. Les pharmacopées des XVIIe et XVIIIe siècles donnent la formule du grand onguent de Arthanitâ de Mèsué, qui renfermait, suivant les uns la racine du Thymelæa ; dans Lémery, ce sont les semences de Garou qui figurent dans cette formule, tandis que le Codex de 1758 porte des feuilles de Mézéréum. Beaumé dit en parlant de cet onguent (1) : « L'on-« guent d'Arthanita est fort ancien, sa composition se ressent aussi de l'ancienne « pharmacie, c'est un composé de corps gras et de purgatifs drastiques, les uns « en extrait, et les autres en poudre, fait pour être appliqué sur la région du « bas-ventre. » Il n'entrait pas moins de vingt substances différentes dans sa composition.

A partir du milieu du XVIIIe siècle, les propriétés vésicantes des daphnés *deviennent bien connues* : Petit (2), reconnaît que l'écorce de la racine de Garou est un bon moyen pour entretenir les vésicatoires. D'après Linné, les Suédois appliquaient souvent l'écorce du Mézéréum sur les blessures faites par des serpents venimeux et par les animaux enragés. Le docteur Aganthage Leroy, *remarqua*, pendant son séjour dans l'Aunis, l'usage que les habitants du pays faisaient de l'écorce du Garou comme moyen vésicant, aussi fit-il quelques essais avec cette écorce. Il publia en 1767 une brochure dans laquelle il en *préconisait* les vertus épispatiques ; cette brochure eût pour résultat immédiat de faire adopter ce mode de vésication en France et en Allemagne. Lorsqu'on eût bien expérimenté, il fallût bien s'enlever l'illusion qu'on avait d'abord conçue, de voir les cantharides supplantées par l'écorce de Garou ; néanmoins la thérapeutique avait fait l'acquisition précieuse d'un agent très-commode pour l'entretien des exutoires.

Pour opérer une vésication avec le Garou, on prend l'écorce telle qu'on la trouve dans le commerce, on en coupe un morceau de la longueur que l'on désire, on la met tremper une heure dans l'eau ou le vinaigre, puis on l'applique par sa face interne (l'externe a plus de force si l'on ôte l'épiderme), en la recouvrant d'un peu de sparadrap qui la fixe, et d'une bande de toile. Au bout de vingt-quatre heures la peau a rougi, on sent de la cuisson et de la chaleur, mais la vésicule n'est bien formée qu'après quarante-huit heures ; on observe que la vésication se

(1) BEAUMÉ, Éléments de pharmacie, p. 769.

fait plus vite, si l'écorce est humide, si l'application a lieu sur une partie plus *chaude:* souvent l'épiderme de la partie du corps où s'est faite l'application se détruit, et l'on trouve la peau à nu et rendant beaucoup de sérosité, mais sans inflammation ni engorgement local, et surtout sans qu'il y ait d'irritation sur la vessie. La lenteur de l'action de cette écorce ne permet pas de l'employer comme épispatique dans les cas urgents; elle ne peut convenir que dans les affections chroniques et surtout chez les enfants.

Les écorces de Garou et de Mézéréum, d'après Murray (1), ne paraissent pas avoir la même force vésicante : la première *est* plus active que la seconde. « Dum « in eadem personâ, dit-il, alteri brachio cortex mezerei, alteri cortex gnidii im- « poneretur, istum mulio citius et abundantius laticem movisse compertum, sci- « licet istum intra 24 horas, hunc nonnisi post duplum temporis spatium. »

Comme je le disais tout à l'heure, c'est surtout pour l'entretien des vésicatoires et sous forme de pommade, qu'on emploie l'écorce de Garou. La formule de cette pommade de Garou a beaucoup varié depuis un siècle : Leroy la préparait en mêlant quarante-huit grains d'écorce en poudre dans une demi-once d'onguent suppuratif : Morelot mettait un gros de cette même poudre dans une once d'axonge. Une pommade qui, d'après Lartigues, avait une grande réputation paraît s'être préparée ainsi :

Poudre d'écorce de garou. . . .	30 gr.
Cire blanche.	30
Axonge.	420

On faisait fondre la cire et l'axonge à la chaleur du bain-marie; on mélangeait la poudre et l'on agitait jusqu'à ce que la pommade fût presque refroidie.

La présence de cette poudre de Garou était souvent une cause d'irritation, et d'ailleurs sa préparation était très-dangereuse ; aussi la formule primitive de la pommade au Garou fut-elle abandonnée, et elle dut subir plusieurs métamorphoses à diverses époques. Dans son travail publié en 1808, Lartigues (2) s'appuyant sur ce fait que l'eau était nécessaire au développement parfait de la matière âcre, qui n'était soluble dans les corps gras qu'à l'état de liberté, donna, de la pommade de Garou, une formule qui faisait d'elle un véritable cérat. Il prépa-

(1) Murray, Apparatus medicaminum, p. 644.

(2) Lartigues, *loco citato.*

rait tout d'abord une huile de Garou, en faisant bouillir l'écorce divisée dans l'eau, ajoutant l'huile et faisant cuire jusqu'à consomption d'humidité. En mélangeant à 240 parties de cette huile 90 parties de cire, on avait la pommade de Garou. Les divers travaux faits sur le Garou, ont montré que la matière âcre pouvait s'obtenir sans le secours de l'eau, et M. Mouchon a pu obtenir par simple digestion une huile assez active pour produire en quelques heures des vésicules sur la peau.

En 1823, M. Coldefy-Dorly (1) proposa pour cette pommade de Garou un mode de préparation qui est devenu la base de la formule actuelle. Il prépare tout d'abord une huile verte, en traitant par l'éther sulfurique la partie de l'extrait alcoolique que l'on obtient en traitant par l'eau le produit de l'évaporation de la teinture; c'est avec cette huile verte qu'il prépare sa pommade de la façon suivante :

Axonge récente.	400 gr.
Cire blanche.	40
Huile verte de garou.	2,50

Pour éviter l'emploi dispendieux de l'éther et dans l'espéranee que l'extrait de Garou, redissous dans l'alcool, céderait aux corps gras son principe vésicant comme il leur cédait sa chlorophylle, M. Guibourt (2) avait voulu simplifier les manipulations en proposant l'emploi de l'extrait alcoolique : mais dans sa Pharmacopée, il avoue que les résultats obtenus ne l'ont pas satisfait; même en doublant et en quadruplant la dose de l'extrait, il n'a pu obtenir qu'une pommade peu active et qui souvent manquait son effet; il revient, et avec raison au procédé de M. Coldefy-Dorly. La formule proposée par M. Guibourt était la suivante :

Extrait alcool. de garou.	5 gr.
Alcool rectifié.	40
Cire blanche.	40
Axonge.	360

L'extrait était dissous avec l'alcool : on ajoutait la cire et l'axonge, et l'on chauffait modérément jusqu'à ce que l'alcool fût évaporé : on passait à travers un linge.

Les Codex de 1816 et de 1837 faisaient préparer la pommade de Garou par digestion de l'écorce dans le corps gras : obtenue de cette façon, elle n'avait pas

(1) COLDEFY-DORLY, Lettre à M. Boudet, *Journ. de pharm*, t. XI, p. 167.

(2) GUIBOURT, Communication sur la pommade de Garou, *Journ. de pharm.*, t. XV, p. 297.

une activité bien marquée; aussi le Codex de 1866 en revient à la formule de M. Coldefy, déjà adoptée par M. Guibourt et par plusieurs pharmacopées allemandes. On prépare d'abord un extrait éthéré de Garou avec

Écorce de garou très-divisée. . .	1,000 gr,
Alcool à 80°.	7,000
Éther sulfurique.	1,000

On épuise le Garou par déplacement au moyen de l'alcool que l'on retire ensuite par distillation : le résidu est introduit dans un flacon bouché à l'émeri : on ajoute l'éther et l'on agite souvent pendant vingt-quatre heures. La liqueur éthérée est décantée et soumise à la distillation : le résidu est évaporé au bain-marie, jusqu'à ce qu'il ait acquis la consistance du miel. La pommade épispatique au Garou se prépare avec :

Extrait éthéré de garou. . . .	40 gr.
Axonge.	900
Cire blanche.	100
Alcool rectifié.	90

On fait dissoudre l'extrait dans l'alcool, on ajoute la graisse et la cire, et l'on chauffe modérément en agitant continuellement jusqu'à ce que l'alcool soit évaporé : on passe alors à travers une toile, et l'on remue jusqu'à ce que la pommade soit en partie refroidie.

Pour finir l'histoire du Garou considéré comme épipastique, il me faudrait encore parler de plusieurs préparations inusitées maintenant, telles que les pois suppuratifs de Vislin, les papiers épispastiques de M. Coldefy : je devrais peut-être mentionner l'emploi que M. Leroux (1) propose de faire de l'extrait alcoolique de Garou, qu'il dit produire le même effet appliqué en frictions, que l'huile de croton. Je veux parler seulement des avantages que pourrait fournir l'emploi de la résine de Garou, et de l'huile extraite des baies.

La résine de Garou telle qu'elle est obtenue en précipitant l'extrait alcoolique par l'eau peut être employée sous deux modes de préparations, à l'état d'emplâtre et à l'état de sparadrap, et sous ces deux formes elle a donné de bons résultats dans les divers essais que j'ai faits à l'hôpital de Lourcine. Associée à quelque peu de résine élémi et de cire, elle constitue un emplâtre qui, appliqué sur la peau, peut

(1) Leroux, *Gazette médicale de Paris*, 1835, p. 600.

au bout de vingt-quatre heures, donner une vésication suffisante ; l'action est beaucoup plus prompte, si avant de poser l'emplâtre, on a soin de placer un cataplasme sur la partie dont on veut opérer la vésication. Dans tous les cas, si on veut agir très-vite, avec très-peu de poudre de cantharides saupoudrée à la surface de l'emplâtre, on réussit très bien à amorcer l'action. Je n'ai pas besoin de faire remarquer les avantages que l'on pourrait dans certains cas retirer de ce mode de vésication : la formule que l'on pourrait suivre, serait celle-ci :

Emplâtre de résine de garou :

Résine de garou.	100 gr.
Résine élémi purifiée.	10
Cire blanche.	20

La résine de garou constitue un rubéfiant dont les effets sont très-sûrs : elle donne sur la peau une irritation très-grande au bout de douze heures ; il se manifeste alors sur la partie qu'elle a touchée une multitude de petits boutons accompagnée d'une assez forte démangeaison : ces boutons ressemblent en tous points à ceux formés par l'huile de croton ou l'emplâtre de Thapsia. On pourrait très-bien préparer un sparadrap révulsif à la résine de garou, soit en suivant la formule donnée par le codex pour le sparadrap de thapsia, la dose de résine active étant augmentée, soit en incorporant une certaine quantité de cette résine à de l'emplâtre diachylon gommé : dans les deux cas la résine de garou devrait former la moitié de la masse totale.

L'huile extraite des baies de garou agit comme vésicant avec peut-être plus d'intensité encore que l'huile de croton qu'elle peut très-bien remplacer. Cette huile peut s'extraire, soit par l'éther, soit par expression ; le rendement est d'environ le tiers des baies employées.

§ III. — Action des daphnés sur l'économie.

Les différents produits donnés par les D. gnidium, mezereum et laureola étant vénéneux, ont été rangés par Orfila dans la classe des poisons irritants ; ils rentrent dans les poisons irritants et corrosifs, premier des cinq groupes admis par MM. Tardieu et Roussin dans leur étude sur les empoisonnements. Je vais en peu de mots retracer l'histoire de quelques-uns des accidents qu'ils ont causés, puis je rappellerai les expériences faites pour établir leur action sur l'économie.

Les exemples d'empoisonnement par ces plantes sont assez nombreux dans la science. Linné (1) rapporte qu'une demoiselle atteinte d'une fièvre intermittente, périt hémoptoïque pour avoir pris douze baies de Daphné mezereum qu'on lui avait administrées dans le dessein de la purger.

Vicat (2) rapporte qu'un hydropique ayant fait usage de l'écorce du mezereum fut tout à coup attaqué d'un cours de ventre continuel avec des douleurs insupportables : il eut en outre pendant six semaines, des vomissements qui revenaient tous les jours avec une violence extrême, quoique pendant tout ce temps, on ne cessât d'avoir recours aux meilleurs remèdes pour les calmer.

Le docteur Blatin (3) a été témoin en 1807 des accidents qu'éprouva un particulier à Clermont-Ferrand, pour avoir fait usage d'une décoction de racine de garou pour de la guimauve. Cette méprise lui occasionna des ardeurs à l'estomac et aux entrailles, accompagnées d'une chaleur fort grande à la peau, avec perte d'appétit et fièvre très-vive.

Bulliard dit avoir vu un forgeron dans l'état le plus fâcheux pour avoir fait usage des baies de la lauréole ; rien ne pouvait calmer les vomissements et les tranchées horribles qui le tourmentaient.

Un exemple d'empoisonnement par les feuilles de cette lauréole est rapporté dans Hayne (4). Un homme de soixante-deux ans prit un scrupule de poudre de ces feuilles dans du bouillon ; à peine l'avait-il à l'intérieur qu'il survint un vomissement considérable : son pouls devint dur, vif et irrégulier ; il y eut constipation, faiblesse croissante ; la mort eut lieu le neuvième jour.

D'après Roques, les principaux symptômes de l'empoisonnement causé par ces arbustes vénéneux sont l'inflammation de la bouche avec un sentiment d'ardeur insupportable, une fièvre aiguë, une douleur plus ou moins vive de l'estomac et du bas-ventre, des nausées, des vomissements opiniâtres, des déjections copieuses, quelquefois sanglantes. Lorsque la quantité de substance ingérée a été considérable, des accidents très-graves surviennent, qui ne peuvent être conjurés et sont suivis de la mort.

Les expériences destinées à fixer l'action physiologique du garou et du meze-

(1) LINNÉ, *Flora suecica*, n° 838.
(2) VICAT, *Histoire des plantes vénéneuses de la Suisse*, p. 140.
(3) ROQUES, *Phytographie médicale*, t. I, p. 145.
(4) HAYNE, *Loco citato*.

reum sont dues à Orfila et au professeur Rapp. Dans une première expérience Orfila (1) fait avaler à un chien de moyenne taille un gros et demi d'écorce de garou réduite en poudre fine: aussitôt la bouche de l'animal s'est remplie d'écume, et il a poussé des cris plaintifs. Deux heures après le commencement de l'expérience, l'animal vomit des matières alimentaires mêlées de quelques portions liquides : le lendemain ce chien était remis de ces divers accidents. Quelques jours après, l'œsophage ayant été détaché et percé d'un trou, Orfila introduisit dans l'estomac du même animal trois gros de poudre de garou, puis il lia l'œsophage. Dix heures après l'administration de la substance, le chien mis en expérience, était dans un grand état d'abattement, et ne pouvait se soutenir : les battements du cœur étaient peu sensibles et lents : l'animal ne présentait aucun signe de convulsion ni de paralysie : quatre heures plus tard, il était mort. L'estomac était distendu et d'une couleur rouge livide à l'extérieur : en l'ouvrant on remarquait qu'il contenait une assez grande quantité de sang veineux fluide, mêlé avec un liquide filant et noirâtre dans lequel était suspendu de la poudre ingérée : la membrane muqueuse de ce viscère était d'un rouge noirâtre dans plusieurs points, noire dans d'autres, et offrait çà et là un très-grand nombre d'ulcérations. Dans une autre expérience, Orfila fit une incision à la partie interne de la cuisse d'un chien, et saupoudra la plaie avec deux gros de garou finement pulvérisé : l'animal mourut vingt-six heures après avoir subi cette opération. Le canal digestif n'offrait aucune trace d'altération : l'inflammation assez étendue dans le membre opéré, était accompagnée d'une infiltration sanguine abondante.

Gmelin et de Bæer (2) rapportent dans leur thèse les expériences du professeur Rapp, pour déterminer l'action de la résine de mezereum sur l'économie. Une première fois, on fait prendre à un chat cinq grains de cette résine : l'animal vomit au bout de deux heures, et se rétablit assez vite. Une deuxième fois, on en fait prendre à ce même chat vingt grains : peu après l'ingestion de la substance, survinrent des vomissements opiniâtres, l'animal mourut après quatre heures au milieu de convulsions. L'intestin et le tube digestif étaient remplis de mucosités; la muqueuse stomacale était enflammée : en un point voisin du pylore, du sang était épanché dans l'épaisseur des tissus.

(1) Orfila, Traité des poisons, t. I, p. 702.

(2) Gmelin et Bæer, Chemische untersuchung der seild : rinde, p. 24.

De ces diverses expériences on peut conclure que les produits des Daphnés introduits dans l'économie, agissent localement et ne sont pas absorbés ; à la façon des drastiques violents, ils déterminent une inflammation locale très-énergique, et une irritation sympathique du système nerveux auxquelles on doit attribuer les phénomènes meurtriers qui suivent leur administration.

CONCLUSIONS.

Les quelques recherches que j'ai faites me permettent d'ajouter à l'histoire des daphnés les faits suivants :

1° Les écorces vendues à Paris sous le nom d'écorces de garou proviennent du Midi et sont produites par le D. gnidium.

2° Les proportions de résine contenues dans les écorces du commerce peuvent varier de 7 1/2 à 9 1/2 p. 100. Les écorces fraîches des D. mezereum et laureola en offrent une proportion un peu moindre.

3° La résine et l'huile obtenues par Gmelin et de Bæer, en traitant la résine par l'acétate de plomb, sont également vésicantes. Le phosphore s'y trouve en trop petite quantité pour qu'on puisse le regarder comme l'un des principes constituants de ces substances, et surtout pour qu'on puisse lui attribuer un rôle analogue à celui du soufre dans les huiles essentielles des crucifères.

4° Par son traitement avec la potasse fondue, la résine de garou peut donner divers produits de décomposition ; l'un de ces produits est acide et paraît être identique à l'un des acides trouvés dans les résines de benjoin, d'aloës.

5° Le principe âcre des daphnés n'est pas alcalin ; par ses effets et ses propriétés, il semble plutôt se rapprocher du principe âcre de quelques euphorbiacées.

6° La daphnine existe non-seulement dans les écorces des Daphnés mezereum et alpina, mais encore dans les écorces des D. gnidium et laureola.

7° La résine de garou, donnée à l'intérieur, constitue un drastique qui n'est nullement dangereux dans ses effets lorsqu'il est pris à une faible dose ; à l'extérieur, cette résine n'est pas seulement rubéfiante, mais encore elle est vésicante.

8° L'huile extraite des baies de garou peut être introduite dans la pratique médicale et remplir le même but que l'huile de croton.

INDEX BIBLIOGRAPHIQUE,

Dioscoride.	Pharmacorum simplicium reique medicæ Ruellio interprete. Strasbourg, 1529.
Pline.	Histoire du Monde. Traduction Dupinet. Lyon, 1562.
Mathiole.	Commentarii in sex libros Dioscoridis. Venise, 1565.
Historia generalis.	Plantarum apud Guillielmum Rouillium. Lyon, 1547.
J. Raii.	Historia plantarum. Londres, 1685.
J. Bauhin.	Historia plantarum. Embrun, 1650.
Scaliger.	Animadversiones in Theophrasti libros. Genève, 1566.
Pomet.	Histoire générale des Dogues simples. Paris, 1694.
Bulliard.	Plantes vénéneuses de France. 1780.
Linné.	Species plantarum, Berlin, 1799.
	Flora suecica. d°.
Endlicher.	Genera plantarum. Vienne, 1836.
Grenier et Godron.	Flore française.
Brandt et Ratzeburg.	Deutschlands phanerogamische Gistgewächse. Berlin, 1838.
Hayne.	Darstellung und Beschreibung der Arzneigewachse wie..... Leipsig, 1854.
Plée.	Type des genres de plantes croissaut spontanément en France.
Payer.	Organogénie de la fleur.
Alph. de Candolle.	Géographie botanique raisonnée.
Pyr. de Candolle.	Prodromus systematis regni vegetabilis. Paris, 1857.

COSSON ET GERMAIN DE SAINT-PIERRE.	Flore des environs de Paris. Paris, 1861.
BERG ET SCHMIDT.	Darstellund und Beschreibung der Pharmacopæa Borussica.
DUCHARTRE.	Éléments de Botanique. Paris, 1867.
GEOFFROY.	Tractatus de Materia Medica. Paris, 1741.
LÉMERY.	Dictionnaire des drogues. Paris, 1759.
	Suite à la matière médicale de Geoffroy. Paris, 1750.
MÉRAT ET DELENS.	Dictionnaire de matière médicale. Paris, 1820.
SCHENK UND GBELOE.	Pharmaceutische Waarenkunde mit..... Eisenach, 1829.
ROYLE.	Manual of materia medica. London, 1847.
ROBERT CHRISTISON.	A Dispensatory or Commentary on the Pharmacopeias of great Britain. Edinburgh, 1848.
MURRAY.	Apparatus Medicaminum. Gœttingue, 1787.
GUIBOURT.	Histoire des drogues simples. Paris, 1849.
	Sur l'écorce de garou. *Journ. de Pharm.*, 4me série, t. V.
HENRI ET GUIBOURT.	Pharmacopée raisonnée. Paris, 1847.
SOUBEIRAN.	Traité de pharmacie. Paris, 1857.
BEAUMÉ.	Éléments de pharmacie. Paris, 1773.
RICHARD.	Éléments d'histoire naturelle médicale. Paris, 1849.
LEROUX.	De l'Emploi de l'extrait alcoolique de garou. *Gazette méd. de Paris*, 1833.
CODEX MEDICAMENTARIUS.	Paris, 1748, 1816, 1838 et 1866.
BOUCHARDAT.	Nouveau formulaire magistral. Paris, 1864.
ORFILA.	Traité des poisons. Paris, 1826.
ROQUES.	Phytographie médicale. Paris, 1841.
VAUQUELIN.	Expériences sur le daphné alpina. *Bull. de Pharm.*, t. IV, n° XII.
	Sur le prétendu alcali du daphné. *Journ. de Pharm.*, t. X.
	Quelques expériences sur le daphné alpina. *Journ. de Pharm.*, t. X.
LARTIGUES.	Examen chimique de l'écorce de sainbois. *Journ. gén. de Méd.*, t. XXXIII.
GMELIN ET DE BÆER.	Chemische untersuchung der seildelbast rinde. Tubingen, 1822.
VILLERT.	Analyse des baies de garou, *Journ. de Pharm.* de Trommsdorff, t. XX.

CELINSKI. Analyse des semences de garou. *Dictionnaire des drogues simples et composées.*

COLDEFY-DORLY. Lettre à M. Boudet, sur la matière vésicante du garou. *Journ. de Pharm.*, t. XI.

DUBLANC. Lettre aux rédacteurs du Journal de Pharmacie. *Journ. de Pharm.*, t. XV.

CONSTANTIN ZWENGER. Annalen der Chemie und Pharmacie. T. CXV.

HLASIWETZ UND BARTH. Uber einige Harze. Zeitschrift für chemie. 1865.

ROCHLEDER. Jahresbericht über die Fortschritte der chemie für 1863, p. 591.

J. B. ENZ. d° d° d° d° für 1858, p. 55.

HOYER. d° d° d° d° für 1865, p. 605.

PAUL OLIVER. Étude du garou. Thèse de Montpellier. 1866.

Vu : bon à imprimer, le 19 juin 1867,
Le Directeur de l'École de pharmacie,
BUSSY.

Permis d'imprimer.
Le Vice-recteur de l'Académie de Paris,
A. MOURIER.

Paris. — Imprimé par E. THUNOT ET Ce, 26, rue Racine.

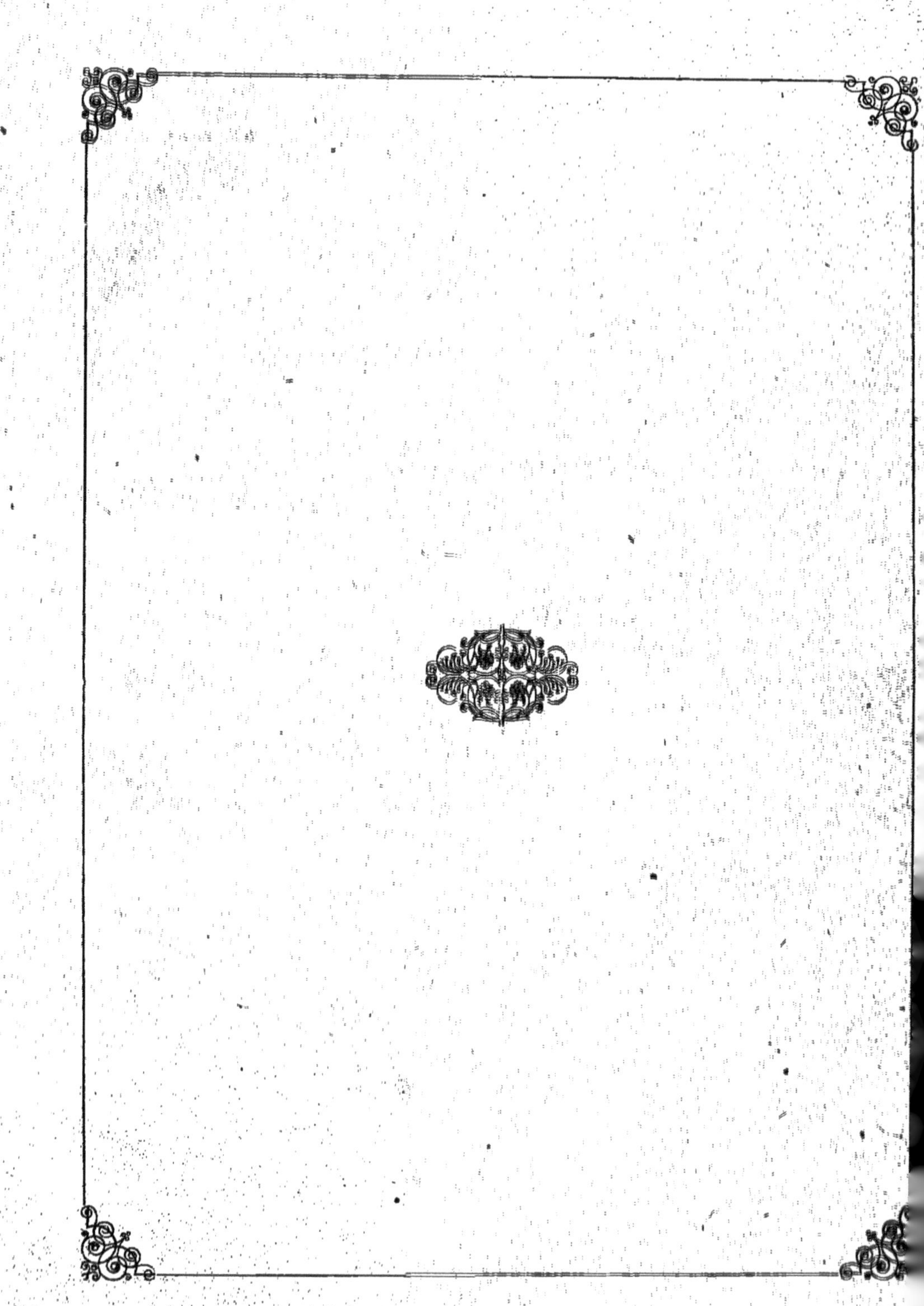

www.ingramcontent.com/pod-product-compliance
Ingram Content Group UK Ltd.
Pitfield, Milton Keynes, MK11 3LW, UK
UKHW020210200726
13856UKWH00004B/1306

9 782011 777225